網傳加批

2022至2024年
臺灣社會景象對話錄

Online Annotations:
A Record of Dialogues on Taiwan Social Scene (2022-2024)

蔡宏進 —— 著

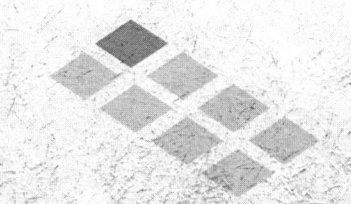

作者用心批註與他人在社會議題的對話，期望厚植自己與他人的社會觀念，改善社會互動與關係，並促進社會的進步。

自　序

　　本書是我與他人在網路上往來傳訊後，將較有意義者存留的記錄。這個時代玩手機上網傳訊的人很多，也很入迷。不少人都愛將網路上的訊息傳來傳去，在傳訊時，將自己的問候、感想、看法與意見傳給親友熟人，固然都可以增進人們不少溫暖人情與見識，但過度與低劣的傳訊遊戲，也常消耗與浪費自己及他人有用的時間和精力，必要加以選擇節制。因感這些經過自己用心選擇與思慮過的想法與文字，成為自己思想與靈感的一部分，所記述的事情多半為當前社會景象，是當代的文化，也像是古希臘哲人蘇格拉底與柏拉圖將其與同時代人的對話視同哲理的淬鍊，存留做記錄。

　　我接網傳資訊與信件之後，決定一些回應的原則，希望能藉此改進這種傳播行為，提升自己與他人。我的改進要點是，在接受資訊時必須慎重處理，對於優質寶貴者加以存留，並用心構思回覆。對於劣質平庸者，則停止續傳或僅簡要禮貌回覆。在轉傳網上的資訊時，我深覺不宜依樣葫蘆，照樣轉傳，否則於人容易增加負擔，於己也缺乏創新的好處。對於第一手的信件或意見，更應該適當回應，表示給對方尊重。這些存留的文字，都是這時代人們流傳觀念與思想的記錄，反映這時代的重要思想議題。我經過審慎處理，包括修飾，也表示一種較負責任的態度。有些記錄是由我先傳文，友人回應，我再批註者，但相對較少，我都有特別註明。也有少

i

數是本人自傳自批的情形，目的在自創話題，並表示意見。有些原始資料是照片或影片，都先將原意轉述成文字，一些英文文字也都轉譯成中文。我匯集這本《網傳加批：2022 至 2024 年臺灣社會景象對話錄》，分享友人與同好，也留做自己紀念。

　　本書匯集的訊息與資料大致依照接收與批註時間先後排列，未對內容性質再加分類，當為替代日記方式呈現，內容雖也涉及生活現象的多方面，但避免涉及個人的隱私。開始蒐集時間自 2022 年初夏起，至截稿時，約經兩年多時間，全書共含九大篇。

　　這一選集的形成要感謝所有相關朋友，特別包括幾位熱心好友以及網路群組上的夥伴，能與我討論一些有意義的議題，我常在早晚不定時接到他們傳來珍貴的訊息，引發我樂於花點心思回應他們，並多做一些討論，也記取一些這時代發生過的較有意義事件。

蔡宏進 謹記

於臺北寓所

2025 年 4 月 12 日

目　次

自　序 i

第一篇　2022 年第二季末 1

第二篇　2022 年第三季 11

第三篇　2022 年第四季 47

第四篇　2023 年第一季 75

第五篇　2023 年第二季 107

第六篇　2023 年第三季 139

第七篇　2023 年第四季 175

第八篇　2024 年第一、二季 197

第九篇　2024 年第三季 243

第一篇　2022年第二季末

1

　　朋友轉來一則短文，每句最後都有一個光字，從「年輕為國爭光」開始，到「歡度年老時光」結束。

　　我讀後寫了如下感言：這些「光」多半是每人共同要面對或遭遇的，只較少數因人而異，一些人做到了或願意做，另一些人做不到或不願做。這些光的感悟只適合行動方便的老年人，才有選擇的權利，一旦行動困難，那些珍惜保重，樂樂呵呵就不那麼容易了。

2

　　讀了一篇題為「你無法把香蕉皮罵進垃圾桶！」的短文，內容述說一位曾是蜚聲海內外的知名教授演講現場發生的事：在演講教室入口處地上丟了香蕉皮，學生看了，心裡都在埋怨，教授進來後看到了勃然大怒，並大聲說道：「你應該是在垃圾桶裡睡覺！」等等，憤怒不已。學生不耐煩，勸教授別費力氣了，你不可能把香蕉皮罵進垃圾桶的！原來這環節是教授安排的，他的用意是要學生明白行動才能改變現狀。我看了傳聞後，覺得這項講題與所有聽講的學生都罵人，也都被罵進去了，難怪最後掌聲透露的情緒是複雜的。

網傳加批
2022至2024年臺灣社會景象對話錄

3

　　友人傳來一幅抽象畫作，並對畫中婦孺下註解：這件公共藝術，作者題為〈自強不息〉，但我實在看不出來兩者的關聯，於是批註如下：

　　抽象的畫作都隨作者的意思而定義，而作者多半喜歡故弄玄虛，畫一些讓別人看不懂，需要亂加猜測，仍不能明白作品之意義，作者以此法顯示高人一等，畢卡索之畫也有這種特質。此一公共藝術的作者不無有此用意，若觀眾不隨他起舞，他就會修正自己的畫風，使之較能貼近觀眾的理解。

4

　　亞洲最酷的街道：臺北永康街。*Time Out* 寫道，臺北沒有其他地方比得上永康街了，這條街位於東門街區，到處都是一流的餐廳、傳統油炸小吃、令人沉淪的甜點店、高檔精品店和歷史悠久的茶室。這裡還是深受大家喜愛的掌門精釀啤酒所在地。拋開美食聲譽不談，永康街摒棄了連鎖店的平淡，轉而採用具有工匠精神的個性化氛圍：見證當地木匠、傳統藥房和珠寶作坊。臺灣網站 Klook 如此描述永康街：「走在永康街一定都能聽到來自國外遊客的聲音，尤其在鼎泰豐、永康牛肉麵前面絕對都是大排長龍，還有夏日炎炎人人一盤的芒果冰，同時越來越多的茶飲店如雨後春筍般出現，巷弄中也不乏一些精品服飾店、文創複合式小店與異國風餐廳等新奇、創意的店家。」

我看了傳聞之後，覺得寫得比實際感受得好，像臺北永康街這種地方，在臺灣許多小鎮的老街比它更有味道的還真可不少見。只是在小鎮上要看精品服飾店比較不可能，因為沒有這方面的消費者。永康街有一家臺南小吃，賣的項目也有許多種，去不了臺南吃小吃的人，會到那裡找替代，但味道就沒有臺南的那麼道地。嚴格說，鼎泰豐是在信義路上，不是在永康街，只是很接近街口吧！真正較特殊的是很大碗的芒果冰，賣蔥抓餅的小攤經常看到有顧客大排長龍是真的。有名的老張牛肉麵離永康街有一段路，好像在金華街的巷內與麗水街交接處。

5

看到一篇曾是前朝部長與專家身分的人，退休後變成專家名嘴，發表對時下公務人員待遇收入不公的評論文章，說得有點體無完膚，讀後不無有點替為政者抱屈之感，乃記下感想如下：一些專家名嘴常愛說一些駭人聽聞的狂語，說錯的也很多，呈現權威有餘，但表現厚道不足，常會害人不淺。

6

傳聞提到一架客機迫降海面上，空姐要讓乘客從機門塑膠滑梯溜下海面，乘客不敢。於是空姐求助機長，見多識廣的機長說：「妳要對美國人說，這是冒險；對英國人說，這是榮耀；對法國人說，這是浪漫；對德國人說，這是規定；對

日本人說，這是命令！」空姐為難地說：「可是他們都是臺灣人。」機長笑了，「那更容易了，告訴他們：這是免費的！」

　　我覺得此文諷刺到家，民族性給外人的印象深刻，好的令人敬仰，不好的令人恥笑。每項民族性格的養成不是一日而成，經久累月積蓄而成。每一民族的性格也不只單一，常是多元複雜的，林語堂在 My Country and My People（《吾土吾民》）一書中，指出中國人有幾項重要民族性，印象中包括勤奮、節儉、幽默、老謀深算等；楊國樞研究臺灣大學生的性格好像提到公平、正義等。我對人的性格的看法，不論是對個人或團體民族的，都傾向多元性與相對性，不將之以單一特性視之，分別在多本拙著中有所論述。故臺灣人愛搶免費，只是臺灣人多重性格之一項，特別用來諷刺、取笑也警惕臺灣人，臺灣人看了不必太氣憤，但也應有所警惕，少再讓他人笑話才好。

7

　　友人傳來老時兄弟姊妹親情可貴的影片，內容較長，只摘錄要點如下：兄弟姊妹是父母在這個世界留給自己最珍貴的禮物，當老了，父母不在了，兄弟姊妹是我們到老年時最親近的人，朋友會散場、子女會長大，除了身邊的伴侶外，只有兄弟姊妹能陪我們走完人生的後半場，人到老年應善待兄弟姊妹。

　　我看過年老時兄弟姊妹極為珍貴的影片，深得我心，擴大之，老時對越早認識的朋友也越覺珍貴，其中存有可貴的

生命與生活遺跡和記錄，構成自我來這世界內容與目的之一部分。好的古老友情，增添許多長期生活與生命的意義與用途，使人生更加豐富更加精采，不能缺乏與遺忘。

8

　　某友人來文指出環保不正義案件層出不窮，公務員資質低，他建議市長需要一位有修為的副市長，人選也不見得沒有，就看他有沒有這種見識和膽識，否則只是勤政，也是平庸的行政，開創不了新局，提升不了文明地位。

　　該文原本是由一位專攻環境工程的退休友人傳來，也許他多慮，或許也不無參考價值，我知道他是看到某地區曾有廠方租地掩埋廢棄物，以及農地與魚塭上種電普遍的新聞報導而發，出於善意建議。

9

　　某教授在他的臉書上為臺灣甘露梨品種被盜，替最早培育成功者不能保有專利權而叫屈。我也覺得確實政府對工業技術專利的保護著力甚多，對農業技術少有給予專利的保護，反而強調要將好技術免費推廣給農民，何以會有如此大的差別？

　　主要是兩種技術的取得過程、使用者的經濟能力與條件，以及使用技術的後果大不相同，因此對兩類技術創新或發明的管理辦法也就大異其趣。農業技術的發明多半由政府

投資經費，若有發明，其權利也應歸於政府。農業技術很少由私人投資研發，農民若有發明，通常都接續在公部門投資發明後的試驗而獲得進一步的成果，這部分的困難度不大，要保護較不容易。要給專利也較缺乏意義。又農業技術的使用者農民多半財力不佳，要他們付費使用新技術，也強他們所難。且小農盜取或學得新技術後，發大財的可能性也不大，都僅糊口而已，因此政府對農業技術也較少採取保護專利的措施，怕妨礙農業技術的進步。但工業技術的性質就大不相同，也就另當別論了。農業技術若由私人公司花大錢研發出來，並有厚利可圖者，公司多半也會如工商界一般用力維護其私有利益。我在此所說農業技術指較狹義的生產技術，至於加工與運銷技術，工商業成分與性質不少，我前所言就較不實際了。

10

友人寄來一則論文，主題是擺古論今，副題是俄烏戰爭已轉化為美國「根」之戰！文章稍長，在此從略，只摘其要義。內容主要論及俄烏之戰開始時是雙方兵器武力的對決，後來演變成美蘇之間多方面之根的對決，這些根的力量是看不到的，包括：（1）晶片製造，技術之根；（2）作業系統，亦即現代科技的軟體之石；（3）開源體系，建構統一的技術價值觀；（4）文明之根，現代文明累積的百年底蘊；（5）認知之根，站在全球道德高點；（6）智慧之根，全球人才收割機；（7）法律之根，長臂管制電腦的程序正義；（8）經濟之

根，SWIFT 的金融威力。

我批註此文是甚有深度的論述。本來是俄烏之間的戰爭，終於演變成美蘇間，甚至是全球的盤根錯節之大混戰。這帶給中臺雙方無限的警惕與啟示，一旦對岸若先動武，是否會同樣引發世界性的根之大戰？是雙方都應深思與預測的。較弱小的一方，為求生存，更須知所應對！

11

看過多項友人寄來有關剛結束的北京二十大會後的報導、影片、評論，內容都聚焦在最後終結會議上胡錦濤被架走一幕，以及中國政治新領導結構的明確結果，對於詳細內容就不再多費唇舌，統治者不計毀譽如願進行，更加緊密組合領導集團。

我先回謝謝大家寄來多篇新聞報導資料與影片，也表示看來天下所有華人對北京二十大的動態都非常關心，對實際過程則也都同感震驚，住在海外的人猶可袖手旁觀，住在兩岸境內的人則都會感到壓迫，擔心未來會出現不可預料的日子。

12

友人從國外轉來一篇論臺灣的民主之路，不是典範，而是警惕。內容諸多批評臺灣民主的不是。

我看後覺得不少政論都是公說公有理，婆說婆有理，如

果世界上的每一個人，能多反省自己的不是，少去說三道四別人的是非，則國家的政治與社會秩序都能變得較好。這位伊利諾大學的汪某某教授也是一位喜歡罵人的人，尤其愛罵民進黨人及臺灣人，不是那種注重反省自己的人，他的罵聲對社會進步與國家發展無大幫助，更會引發社會與國家內部的敵對與仇恨。

13

　　網路傳來一隻會唱歌的小鸚鵡，歌聲優美，咬字也清晰。看後的重要感想是：鸚鵡是一種智力很高的鳥類，加上體形、羽毛美麗，常被藝人用為娛樂他人的道具，讓牠學人說話、推小車，讓觀眾看了嘖嘖稱奇，哈哈大笑。網路上這隻會唱歌的鸚鵡，讓人乍聽之下會信以為真，當作被主人訓練成精之寶。由於這隻小鸚鵡咬字太清晰，歌詞內容又很深刻，也就不難看出這是隱藏在背後的人唱的。這一景象令我聯想到今日各種偽裝與調製技術之精湛與厲害之處，像是合成照片、人造的假魚肉、假食物，以及電影上拍攝的假象，幾乎都能以假亂真，給人許多好處，也帶來許多困擾與禍端。近來許多假新聞、假消息、假論文、假學位頻傳，讓人也感到人類很會創造，也很會造假，但假不如真好，創造發明不能不有節制與選擇，而選擇的標準就不能不以倫理道德為標準，否則世界充滿以假亂真的事物，天下必大亂，人類也將自食惡果。

14

　　在美國的昔日同窗傳來消息，上週（10月底）他們在紐澤西州的 Living Well Club，成員開車到北卡羅萊納州（North Carolina）看楓葉。沿路上傳送一些風景照回來分享給他人。他把這些照片組合起來做一個 iMovie 後，再上傳到 YouTube，和大家分享。楓與榆樹的葉子好像很類似，過去臺灣這兩種樹都很少見，在平地幾乎沒見過，但因樹形好，長新芽時及落葉前都很美，近來逐漸多見，必有培養樹苗供應栽植者。幾年前，我住的小村子曾參與農村再生計畫，從政府領到的樹苗就有楓或榆樹。臺北大安森林公園內也種了一片，春天長新葉，很綠，但秋冬落葉前，並不很黃，也許溫度不夠低，或是品種不同，不像溫帶或寒帶的黃、紅楓葉滿山滿谷之美麗。

　　回想初到美國時是秋天，市區路樹不是楓樹，就是榆樹，由綠變黃，而後葉落滿地，印象深刻，這和在臺灣終年最容易看到常綠的榕樹，視覺與感受截然不同，難怪紐澤西州的臺灣留學生會長途駕駛到北卡羅萊納州觀賞楓葉。

15

　　2022 年 11 月 6 日，三位應屆臺北市長候選人在午後兩點於三立電視臺公開辯論，經分別申論、提問、答辯與結論四小節進行，論後從網路上收到一些朋友轉寄陳時中的結論稿，表示他的風度很好。他人罵他，他認為是應該的，但他

對別人的責罵，心平氣和地說出緣由。最後他表示臺北市是他的家鄉，是他生長的地方，他對這裡有愛，不忍心自己的家鄉被辜負，不希望這城市永遠在民意調查裡都是最後一名等等。

　　我讀了之後，最大的感覺是政治語言能心平氣和、寬宏大量地說，不動怒、少頂嘴，很難得。選舉風氣的改善必須從候選人辯論與談話的方式與形式做起，但願選民也能有這種認知。過去的選風已墜入暴烈衝突的狀態很久，希望往後能轉型成平和理性的選舉、問政與施政。

第二篇　2022 年第三季

①

　　旅居美國洛杉磯的一位高中同學，傳給群組一個他獲得 2022 年成大機械 50 年級北美傑出成就獎得主的訊息，並附上他刊登在北美成大校友雙年會特刊的一篇文章，題目是我在成大的青春歲月，全文包含入學、舞會、人造衛星、裸奔四部分，文長，在此僅轉述舞會小節，內容如下：當年成大學生約 3,000 人，女生約 300 人，男女比例懸殊，女生非常吃香。學生常有舞會，因為校區境內禁舞，所以舞會都是在校外家庭中舉行。本校的女生實在太少、太嬌，所以附近的臺南女中、長榮女中及光華女中的女生，便自然提早披掛上陣和成大學生約會跳舞了。為表示高尚，同學都會僱三輪車接送舞伴。結束後，自己再愉快地騎腳踏車回宿舍。若逢週四、週五傍晚，見到有同學在宿舍裡苦練「吉特巴」，那就表示週末必定有舞會了。

　　我讀後覺得 1957 年畢業的南一中同學都該一起恭喜這位同學得獎。那年同學進成大不少。翻過勝利路的圍牆走幾步，即可進入成大校園，進了成大，自然也熟知地理風情，開舞會校內女伴不夠時，還能知道到校外物色，真精明。

網傳加批
2022至2024年臺灣社會景象對話錄

2

　　網路傳來某著名教授的鴻文，題目是〈兩岸推動「四個開始」，構建中華和平，臺灣要慎防——白宮主人的雄心與私心〉。內文包含六大點：（1）領導人決策錯誤時。（2）白宮主人的雄心與私心。（3）美國只想利用臺灣對付中共。戰爭是血流成河，家破人亡；和平則是交流互動，合作雙贏。由於自己的幼年經歷過中日抗戰及國共內戰，特別嚮往和平，珍惜和平。存在於戰爭與和平之間有雙方的各種選擇：也可以有各種程度與形式的對抗與合作。如果對抗，就會產生各種資源利用上的「呆帳」；如果合作，就會產生彼此的「紅利」。川普四年對臺軍售11次，近5,000億臺幣，創空前記錄。歷練豐富、個性溫和的拜登進白宮之後，沒想到他「反中」的方式多，出手快，範圍廣。對臺灣而言，助「臺」的花樣也更多，包括政府與國會領袖來訪，短暫訪問後留下的是購買軍火。（4）美國接受「四個現實」。（5）「和平」第一步：去「恐懼」，迎「交流」。（6）兩岸共同推動：四個「開始」：開始「不戰」，才能得和平；開始「對話」，才能得善意；開始「交流」，才能得互信；開始「兩岸一起興」，才能得雙贏。

　　我覺得這位教授的文章乍看有理，實也似是而非，他的統派思想無形中躍然紙上，兩岸與美中關係惡化，中方領導人作為的影響比臺、美領導人的影響更多更大，以最近習大大連任成功後，就立刻揚言不放棄武力攻臺，哪有要用和平的和談之意。他要苛責華府與臺北的領導人，不如去追問北京領導人還更貼切。

3

　　友人傳送他不尋常的親身經驗與感受，他在日本體驗過，坐在琦玉縣加須郊外鄉村小寺廟女住持旁邊，聆聽她用最虔誠的心，有節奏的打擊廟中大鼓，在自我進入一片心靜，而且敬神的狀態下，那聲浪穿透所有有形，進入全身細胞的底處，近十分鐘的震撼，自我被淨化了，再看女住持，滿臉是汗，但氣色安詳，平和無比。這是一生只有一次的體驗，至今記憶鮮明。

　　我讀後覺得佛、道兩教都有多種法器，各種法器都有特殊功能與用途，也使聽者、見者產生奇特的感受與反應，其中大鼓與鐘聲最具震撼力。不僅在近處的，也包括在遠處的，讓信徒聽了，都會從內心深處產生敬畏。那種「姑蘇城外寒山寺，夜半鐘聲到客船」的境界，怎不令人深深感動與震撼？

4

　　友人傳來一篇稱讚張忠謀能寫出一篇令人動容的情感文章，內容主旨在闡釋生命非完整無缺，舉出許多實例，包括恩愛夫妻，卻不能生育；家財萬貫，但子孫不孝；達官顯貴，但內心甚苦等等。

　　我讀後覺得這篇文章像是胡適〈缺陷論〉的發揮與應用，將缺陷論的意義，好處與必要性應用在實際生活面。因為張忠謀是名人，文章也就會廣為流傳。接著，友人續問我張忠謀為何會這麼寫？我回覆如下：他的重要理由在文章開

頭就作了說明，因為他看到許多人都有看不開的毛病，他要為大家開示。另一個重要理由，則是他在文章最後要人轉傳兩點理由的第一點，這個社會病態報導的多，鼓勵人心的少，他要鼓勵人心。我想為他增加第三點理由，是要發揮與應用缺陷論的真義，不論他的靈感是否也得自胡適曾寫過的〈缺陷論〉。若要以張忠謀為何會寫這樣的文章為題，用猜的理由還可說一堆，但真正的理由則要由他親口說的才算。不過後來也有多位友人都說，此文可能不是張忠謀寫的。

　　我也表示了一點小想法，他的祕書很多，不無可能出自祕書之手。又今日網傳文字的出處確實真真假假，姑且信其真，查證的麻煩事讓別人去做，若非他所寫，他可能會出面否認。

5

　　旅美的中學同學對世人寫傳有感而發，轉寄如下文字：我不喜歡看在世的人自己主動出版的傳記，因為比較完美的人都比較謙虛，不喜歡吹牛，不會做這種事。在這裡，我認識幾個人，自以為很了不起，出了傳記，唯恐別人不認識他。對此的感言是，我也覺得活人寫自傳有的愛吹牛、有的看在賣點，也有重在回憶記錄往事，都有怕別人不知的用意或毛病，所記述之事若對社會大眾有啟發與推進作用也還可取，若只在宣揚與標榜自己，就沒有多大的意義。傳記若是自己寫的或找他人寫的，最大的問題是隱惡揚善，揚長隱短，令人難以看到全人的真實面。由別人寫的傳記也會因為作者的

功力不足或私心作祟而有所偏差,因此讀傳記也常不能盡信。

　　傳記有多種寫法,較可取的是真有偉大貢獻或情操,常於死後由他人讚揚而寫。一些有權力的獨裁者為了掩飾自己罪行,誤導他人觀感,常命令他人為其寫傳記。不少有錢人也會花錢請他人代寫傳記,目前許多富商都這樣做,都不甚可取。一些文人也愛為有權勢的人寫傳記,寫了多半可得好處。我有認識的文人就愛為有權勢的人寫傳記,我的內心不很認同。但我曾為數位村內的小人物及我家的小狗撰寫小傳。幾位小人物都是社會的邊緣人,缺少社會的關照,他們也缺乏自立能力,因而生活極不正常、困苦,或有病無醫治而死。我藉由為他們寫傳記,也表示一些對社會的觀感。

6

　　另一位在美的同學也寄來目前在印尼進行拜習會談的數張照片及注釋,其中一張的釋文是 Biden: U.S. Policy on Taiwan has not changed at all,可譯成「美國對臺灣的政策完全沒改變。」我給他的回覆如下:第三張照片,拜登表示美國對臺灣政策不變,希望習近平能多意識到美國不容許中國用武力攻打臺灣的政策才好。

7

　　中學同學群組傳來一則短片,述說選里長的福利很多,林林總總共有十餘項,在此就不詳細列舉。

我看聽過了此一短片，覺得都像真的，也有濃厚的挖苦與諷刺之意，感慨良多，乃回應大家：越來越多人想當里長是真的，但當里長是否有那麼多好處，有待查證。影片上對里長的責任都沒說，應該也有不少，想當的人也要考慮自己能否負擔得起該負的責任，吃得下該吃的苦，若不能勝任，還是不要參選好。選議員、地方首長，乃至更高層級的公職人員都一樣。

8

網路傳來一則短片，場景是一位年近八十的女老教授面對自己做的幾樣菜準備進食中，旁白述說她對兒女用錢購物、消費，以及教育下一代態度和方法差異的抱怨，最後感嘆自己以往處處為兒女設想，似乎沒有必要。

我看後覺得世代之間的價值觀念與行為型態相差很多，這也是造成代間意見不合，關係變差的基本原因。上一代多半都還承接老舊傳統，新一代則都崇尚新奇外來觀念，形成格格不入，相互矛盾與衝突。

9

友人傳來東京大學校園銀杏樹落葉之美的影片。我看了，覺得樹木與校舍一樣古老莊嚴。臺灣人留學東大的不少，該校曾為臺灣造就不少人才。我無緣受其栽培，卻也曾進入校園一角。首次到美國留學回臺時，路過東京時小停，乘機

進東大參觀，時值暑假，少有學生，我走走看到農經系大樓就進去了，只見一室大門敞開，我向坐鎮的教授表明身分與來意，他問我有何研究興趣，我告以農業政治，他從抽屜中拿出正在撰寫的相關文稿給我看，啟發良多。後來一位留學東大農經的臺灣友人告知，此位教授是當時東大農學院長，也向友人提及我們相遇之事，甚是有趣。當時我對農業政治並無研究，只覺重要，沒想到這位東大農學院長正在鑽研這一課題。當時臺灣還在戒嚴，談論政治要很小心，農業政治亦然。後來我很小心寫過幾篇這方面短文發表，外界觀感不差，也就認識幾位活躍政壇的人物，是幸運、危險，也有趣。

⑩

另一友人看過我轉傳的影片後，道出如下的感想：他喜歡校園的環境，每當進入美好的校園，總能讓煩雜的心神暫時得以舒解。有點後悔此生無緣從事教職，乃抄寫「長恨此身非我有，何時忘卻營營」、「小舟從此逝，江海寄餘生」！

我看過各地的校園，確實都很美，實際上在校內工作的人常忽略校園之美。今日職業多元，教育工作已非多數人的選擇，尤其是有雄才壯志的人對教書匠更會不屑一顧。曾聽人指他人不過教書而已，我聞之也不無洩氣之感。但人各有命，一半是機運決定，也只好認命了。

也有人認為如有智慧，就會在公家機關上班，每天朝九晚五，定時上下班，也不會年紀輕輕就那麼辛苦，在白天的十二小時就會快樂些，我到了這把年紀才想到這些，一切都

是命。這位老友傳遞的訊息都在感嘆一生的工作不如所願，人生歷程雖也有不如意，但結果都不錯，自創事業，都很成功，我一生從事教育工作，究應如何評價，其實行行各有難念的經，性質不同而已。

11

關於「動」，有一段話說得很好：水不動是死水；人不動是廢人；錢不動是廢紙。人生需要六動：（1）親戚靠走動；（2）團隊靠活動；（3）友情靠互動；（4）資金靠流動；（5）健康靠運動；（6）成功靠行動。

我對動的看法是，動雖然很好，但要動得合宜適度。親戚走動不能太少，也不能太多，太少讓人覺得無情，太多讓人嫌煩。團隊活動不能太稀，也不能太繁，太稀無味，太繁浪費時間。友情互動不能太疏，也不能太密，太疏不夠親近，太密變成肉麻。資金流動不能太慢，也不能太快，太慢無效用，太快流失太多。運動不能不足，也不能過度，不足沒作用，過度負荷不了。行動不能沒有，也不能過頭，沒有等於死人，過頭形成蠻幹。所謂過猶不及，物極必反，是也！

12

朋友轉傳美國麻省理工學院（MIT）提出與中國學術交往原則，是全美首份美中高等學校交流計畫。我看美中重啟教育學術交流是美中對抗過程的新變數，這種變化的近因如

何？不得而知，但根本原因都起於人類知識無界限，以及強國試圖開疆闢土的野心。中國不能否認先進國家科技知識對中國富國強兵的價值，美國的頂尖學術機構也耐不住要彰顯影響全球，霸占學術領導地位的虛榮。本來這種交流已行之順利，結果因中國政治領導者的野心與蠻橫，觸怒美方，讓美方警惕提防而中斷。今後雖然重啟交流，但勢必會有些走樣，姑且拭目以待。

13

感恩節收到友人從美國寄來詩歌組曲，曲名為〈你被主飽學潔淨了〉。聽完聖歌中唱出被神赦罪的意義令我動容。世人多半都會犯錯，也都有罪，但犯了之後常會逃避或隱藏，少能反省認錯，並虔誠贖罪，能者甚為難得。而犯錯犯罪之人也很難獲得他人諒解與淡忘，唯有神能了解與原諒。也因此極少數能反省、認罪、改錯的人，與能了解並原諒他人錯誤與罪行的人，都很崇高偉大，後者尤其與神無異了。

14

九合一大選結束，幾家歡樂幾家愁，總結起來，綠營大敗，在地方執政範圍僅剩南部的嘉義縣、臺南市、高雄市、屏東縣及離島的澎湖縣，偏向關心本土政權的人都有點鬱卒與頹喪，如下的表白是一個感想的例子：看來在臺灣要做個正直的老實人，都很不容易，有點灰心了。本來以為當個老

人的剩餘價值，大概也就是替後代子孫設法留下一些健康又有正義的社會環境，但看來這個社會的大部分人並不在乎，也不領情。我想不是國民黨人有多好，而是民進黨人不夠好。臺灣選民也不是個個都很明智，糊裡糊塗的還有很多。不過民進黨這次歷史性的大挫敗，實在有深入探討的必要，個人覺得從社會學的角度切入尤其有其意義，我也曾在腦海中浮現用社會學觀點檢討的景象，但畢竟這是政治性議題，無論怎麼注意公正客觀與學術旨趣，都會有非議，必定有人看成是多言的政治口水，詆毀與不屑者一定會有，也就失去用心的旨趣。其實任何言論要泛泛之談容易，真要寫出鏗鏘有力的鴻文就非易事，要花許多功夫還不一定能成功。要是稍早，有強烈動機時，我會不計辛勞下功夫，現在已失去動力這樣做。

　　一位在美國大學教書的臺灣教授表示他是個樂觀的人，也禁得起挫敗。他表示開票一些時間之後，與他原先預期的不一樣，但他接受挫敗，找出原因，得出如下這些：（1）還是要相信臺灣的民主；（2）臺灣的民主不無瑕疵；（3）對臺灣不能絕望；（4）民進黨應要檢討。

　　看過這位教授對民進黨應有的檢討，著重在結構方面，分成選民結構、政黨的板塊結構，以及黨的權力結構。結構觀是社會學的一個重要學派觀點，除此之外，有機體實證學派、功能學派、行為學派、衝突學派、互動學派、現象學派、批判學派等，都各有其獨特觀察和理解社會事件的觀點與見解，若廣泛從各學派的特別觀點去檢討這次民進黨的失敗，就可看出更多原因與後果。

⑮

臺灣雖然面臨中共滲透及威嚇、疫情侵襲、世界政經局勢動盪，猶如汪洋中的小舟，生存實在不易，民進黨執政者更應該傾聽民意，不能忽視內政及專斷。最近有友人分析臺南民進黨選票為何大量流失，尤其是沿海地區，問我是否與種電政策及土地濫用有關？

我覺得多少有關，權力像鴉片，使人嗜好難改，有權力就能運作政策，運作錯誤就會引發民怨，臺灣從中央到地方政策，不論是錯誤或正確，但執行不力者在所難免，在中央以疫苗政策最受議論與批評，也就造成臺北市的敗選。民意對民進黨的失望與不滿恐怕也有不少，民進黨想要翻身，確實需要大大的反省、改進。從黨主席開始，辭職是第一步，安排陳其邁代理，又傳出將會垂簾聽政，而且陳其邁將會是2024年總統候選人，是否與民意完全吻合，也值得該黨再三思。民進黨內其他有權力者私心與慾望重，也是民怨的要因，都值得反省改進，否則翻身就難。對岸新掀起的白紙革命都反映人民對當權者過於專權的不滿，在那種制度下，期望有權力者改錯就更難了。

⑯

有位美國專家何瑞恩（Ryan Hass）表示，近年來，全球對臺灣安全的關注已經激增。在眾聲喧譁中，他建議臺灣必須從更廣闊的角度探究捍衛民主生活方式。這些角度包括四

大項：（1）考慮跨國挑戰嚴峻。（2）在美中之間，亞洲國家尋求安全定位。（3）注意中國會想盡辦法扼殺臺灣與世界聯繫。（4）臺灣強化防禦，提升應變力刻不容緩。我對何文的論述，指出近時發生國際局勢與當前及今後臺灣處境，臺灣最重要的資產不僅是時間，也包括自己應對局勢的創造能力。能力好，隨時間而改善本身的情勢；能力不好，則會隨時間而湮滅沉淪。

17

朋友傳來一則短片，題目是美國史上最偉大的市長。故事的大意如下：1935年美國經濟蕭條時，紐約貧窮地區有一位窮苦婦女偷了一片麵包而被審判罪刑，審判者是市長菲奧雷洛。市長問婦女為何偷麵包？60歲的老婦人說孫子肚子餓，女婿死了，女兒生病，市長告訴婦人，罪刑要罰10元或監禁10天，問婦人要選哪一種？婦人說要坐監，因為沒錢付罰款，市長掏出10美元替她繳了，並向在座的每人罰0.5美元，說是罰大家太冷漠，共收47.5美元，一齊交給婦人，大家都拍手，第二天各報紙都報導此事。

看完影片我覺得這位市長應該聲明，他出的10美元是對自己的罰款，因為他沒做好社會福利措施，否則就不應該有市民沒麵包吃。不過在1930年代，美國經歷經濟大蕭條，也許市政府也窮到無力實施社會福利措施，那就另當別論了。

18

　　有位友人對這次選舉中間選民不支持本土派很有意見，他的看法有些不同。中間選民，有人說是社會安定的力量，他們的訴求以安定繁榮為主，不太在意意識型態的統獨，就好比行駛在大海上船中的壓艙水，風浪中左傾時向右擺，右傾則向左靠，如此才能讓船隻在大風大浪中安穩行駛。但行船得要有建構在自然真理上的羅盤和地圖指引，才能航向幸福之地。中間選民該強化和不斷堅持的信仰，是講究人本的普世價值，我們的中間選民是要在這方面被要求、被教育，所以不用恨他們，而是要透過社會上的各種管道，包括宗教及各類非政府組織（NGO），協助他們長大成為有知識和有方向的一群。譬如，在環保領域，我們就可以看到這種運作。

　　我對於何為中間選民？中間選民如何在投票過程中被期望？這兩個問題必須先釐清，才能對中間選民投票行為的對錯做較正確的認定。在臺灣的政治現實結構下，中間選民或許可界定為無特定政黨屬性、無統獨意識綁架、無藍綠色彩劃分的選民，這類選民還可分成較嚴謹與較寬鬆定義下的兩類或多類。而中間選民被期望的投票行為，則可分成有規範性與無規範性兩大類，前者是投票是義務也是責任；後者則無任何規定。有規範並不代表不民主，澳洲是民主國家，人民無故不投票有受罰的規定。臺灣對所有選民，自然也包括中間選民，都無一定要投票的規範，選舉時若不出門投票，也就沒理由責怪他們，說他們的不是，所以這次投票率才會特別低，主要是中間選民缺席。所以對不關心、不支持任何

一方、整個選舉活動或制度的選民，只能像您所說，用教育方法加強他們的認知，改變他們的價值選擇。教育內涵也極必要包括當為國民的基本職責，要有國家意識及社會責任。但這次民進黨在地方性選舉前，曾喊出抗中保臺的口號，暗示教育選民不投民進黨就是投共的警訊，據說有點過激，也引起部分中間選民反感。可見教育內容的適度拿捏也不容易，要很小心。

19

　　朋友傳來 19 世紀法國著名畫家莫內（Claude Monet）的畫作影片，長達 14 分 30 秒，共含近 100 幅畫。

　　我看完莫內的繪畫影片，使本來對繪畫藝術一竅不通的我，進 Google 速讀一下莫內的生平及成就，大約得出幾項要點：（1）他一生能以畫作成功成名，因有天賦，也能堅持與肯用功；（2）定位為印象派畫家，有其特殊的畫風，即無明顯的陰影與輪廓。對光的感覺極敏銳，對色彩的研究特別細心；（3）終其一生有偉大成就，但在他剛出道時也曾被拒絕參展，但沒灰心、沒挫敗，能繼續努力；（4）繪畫內容取自周邊的景物，看來很平常的樹木、花草、房屋、人物及其他景物，都能畫成美麗的作品；（5）藝術作品的價值無法用常理估算，他的畫作最昂貴的，一幅可賣到 1 億多美元；（6）藝術品能夠成功成名的條件，除了質好外，量也要多。

20

　　網路上傳了一個小故事，有一個人奮鬥了大半輩子，然後為自己買了一個四合院，在裡面過著悠閒的日子。有一天有人路過看了這棵樹，就告訴他，要把這棵樹砍掉，他問為什麼？這人告訴他四合院裡面有個木字是困，過了一會，這人走了，又來了另一個人，看了一會說，這樹不能砍，因為你這方方正正的四合院裡面只住一個人，是囚。他正在為難的時候，路過一位禪師，他跑去問禪師，我把這棵樹砍了怎麼樣？禪師說砍了好，砍了陽光充足，可晒日光。他再問如果不砍會怎麼樣？禪師說，不砍好，你可以在樹下乘涼，禪師說完，這個人恍然大悟。其實自己擁有非常好的生活，但是由於太在乎別人的看法，導致自己煩惱。所以，我們在生活中要學會享受已有的快樂，不要太在乎別人的看法，以免徒增自己的煩惱，這就是趕走煩惱的最好方法。

　　我記得美國社會學家雷思曼（David Riesman）指出三種重要人格類型，即傳統指導型（Traditional Directed）、內我指導型（Inner Directed）、他人指導型（Other Directed），看來這個過著悠閒生活的人，性格上就很他人指導型；相反地，那位禪師是內我指導型；而兩位教他砍樹與不砍的人，則都是相當傳統指導型。現代人有許多都是他人指導型。

21

　　旅美臺灣傑出女聲樂家李雪玟教授，寫了一篇文章〈臺

灣人的形象〉，在網路上轉傳，因為文章稍長，僅摘其要點如下：有一次她被南加州的一個合唱團請作客席的女高音獨唱，演唱後很多聽眾到後臺恭賀，有位穿著華麗的臺灣女士，操著捲舌音向李教授說：「李教授，妳唱得真好，氣質也很高尚，所以妳看來就不像是臺灣人！」李教授對這突來的襲擊還未能反應過來的時候，她就頭一撇，快速離開了，李教授站在那裡好幾分鐘，說不出話來。但這不是單一事件，後來在另外一個場合裡，李教授又碰到類似這樣蓄意貶低臺灣人的情況，對方先是稱讚，然後接著說：「妳看起來不像臺灣人嘛！」這次李教授笑笑回答她：「喔！是啊！謝謝妳的誇獎，妳認為我這麼棒，那就是因為我是臺灣人的關係。」說完，李教授也頭一撇，轉身就走，這位女士的眼睛睜得很大，嘴巴也大大的開著，就站在那裡發呆。下文是李教授對這些不愉快的感想，包含幾個要點；（1）謙恭溫和的臺灣人遇到伶牙俐齒的攻擊常不知所措；（2）臺灣的一些政治人物在競選時的演講也不太流利，很需要多加訓練，不像藍營的候選人普遍口才較好，也較敢攻擊；（3）這次臺北市市長選後補選立委，綠營候選人吳怡農是名校畢業，雖超過兵役年齡卻自動加入特種部隊，高學歷符合選民的期待，自動服兵役顯示愛臺之心；（4）李教授知民進黨員只約 20 萬，相較國民黨員約有 80 萬，這情勢讓她覺得有如《聖經》裡的牧羊少年大衛，拿著手上的彈弓把石頭打到巨無霸的眼睛；（5）臺灣面對中共的威脅，除了自己的國防捍衛，就要靠著上帝的保護和眷顧，以及友邦的參與和支持。

　　此一網傳文章觸及我最不想看到和聽到的族群矛盾與

衝突，但這卻又是一件證明這種矛盾與衝突存在的事實。類似這種令臺灣人不舒服與反感的話，曾發生在多年前由一位郭姓的省政府官員說出，受到社會上普遍不良的批評，這也說明在當今現實社會中存有這種族群中心主義與優越感的人大有人在。在此，我想說幾句這種族群中心主義與優越感存在對社會和諧的傷害，以及族群間彼此看對方相對低等的不公平緣由。族群中心主義或優越感普遍存在有族群共生的社會裡，有的社會明顯由特定族群占據優勢，可能是多數者，也可能是少數的統治者，前者如多數白人優勢的美國；後者如早期由少數外省人占優勢的臺灣，優勢者自視智慧較好、力量較大、地位較高，應享有較多權利，這樣的優越感自然對其他族群造成不公平，必定也會引起其他族群的不滿，甚至反抗。在臺灣戰後早期，國民政府遷移來臺，掌握政治及軍事力量，從中國大陸外省來臺人口雖然是較少數，卻享有比多數臺灣人較多權利與較高地位，其中雖也有底層的軍人來臺，但不乏是高階的軍公教知識分子及有錢的富商，經濟與文化水準普遍不低，但心胸狹隘又有地域偏見者，難免自視為高級的外省人，多少看不起經濟與文化水準較低的臺灣人。當時臺灣人多數為赤腳，靠體力過活的農民與勞工，也引起一些不滿的反抗的臺灣人對外省人稱以不雅的代號。於是族群中心主義引發一些社會衝突，二二八事件是較大規模者，更加深社會的不和諧與國家進步受阻。高級外省人與低級臺灣人刻板印象的形成原因，除了前面的歷史背景，也因國民政府來臺後的不公平政策造成與加深，如對臺灣人才的培養不能以一般的水準相待，國家用人考試臺灣人的錄取率

偏低。這種族群矛盾與衝突是臺灣社會揮之不去的惡夢，影響臺灣社會及政治的不和諧與國家不安全的危險，實應為同住在臺灣島上的所有人們反省與警惕，早早拭去心中汙穢，化除我高你低的成見，共同為禦敵與促進國家發展和進步而努力才是。

　　一位學生閱讀後的回應，臺灣經過定期的選擇和社會發展的過程，應該已經不再有很明顯的族群對立關係，選舉的階段大家表態支持某政黨候選人，選舉激情過後社會重新恢復正常生活步調，大家忙著為自己的經濟與生活打拚，一般民眾關心的是自己的工作和荷包，政治問題在談笑之間歸於平淡。

　　對此回應，我也相信臺灣內部族群衝突已經淡化許多，但像網文中李教授遭遇的情形還存在也是事實，要等到完全消失也許不無可能，但恐還要再等些時日。如果不幸，情勢的發展傾向不如人意的悲慘局面，說不定也可能永無希望完全消失，因為族群中心主義或優越感，幾乎成為不可磨滅的定理，只要社會存在不同族群，就會有我高你低的矛盾與衝突。但願臺灣這種矛盾與衝突不至於像信仰馬克思主義的共產社會那麼根深蒂固。

22

　　網傳專欄作家傅好文（Howard W. French）的論文，標題是「習近平未來最大的敵人不是美國！」中國這14億人口才要讓他擔心。內文論及由11月24日在新疆首府烏魯木齊

爆發的防疫封控導致 10 人喪命事件，引發全國各地示威，傅好文表示，習近平政權未來最大的考驗並非來自國外，而是國內與日俱增的中產階級。中產階級是建構有凝聚力社會運動的必要條件，這群人不僅有助於限制統治者專橫的權力，更能促進一定程度的民主制度化。隨著中國經濟在過去數十年飛快成長，中產階級也隨之擴大，目前總人數已達到官方統計的 4 億人。……這群人與其他國家的中產階級一樣，重視隱私、個人自主權，以及對各項事務表達看法的發言權。隨著習近平更全面干預人民生活，加強對公民言論審查及人身自由限制，中國中產階級們的耐心似乎已經達到極限，這點在最近爆發的「反封控抗議」一覽無遺。……但中國與日俱增的中產階級人數，才是這波抗議浪潮的根本原因。……文章後面的重要補充是毛澤東致力根除中產階級，改革開放成轉捩點。

　　我回以傅好文論及中國內部即將有反獨裁，並要求自由民主，這與中產階級的興起密切關聯，而中產階級的興起又是經濟發展的結果，這些關聯將使習近平很難獨裁成功。目前活著的人多半都應能驗證這一看法成真。

23

　　我已一年未回臺南鄉下老家，這次主要是為了探望住院多時剛出院的弟弟，父母都已不在，有點兄代父職之意。今天大清早提著簡單袋子，搭高鐵到嘉義轉大臺南公車到新營，再轉新營客運學甲線，經鹽水到小學母校的歡雅，再請

弟媳開車載到老家,從 6 點起床到回到鄉下已近中午。出門時,臺北還下著惱人的陰濕細雨,到了中南部陽光普照。一路從車上探望車外,看到臺灣土地上的景觀變化很大也很快,山區、平原到處蓋滿房屋,小時望眼看到的水田、番薯田及甘蔗田都不見了。過去臺灣處於快速工業化與都市化過程中,中學的多數同窗都能看準這一趨勢,除了學醫外,多半都選擇理工,只少數如我,固守學習舊時主流的農業農村,落伍,但也有點護衛之責,如今自我阿 Q 一番,聊以自我安慰。朋友好意認為我是有時代責任感的臺灣人,他的故鄉在基隆,四十年來沒有太大的改變,每次回去都有幻滅之感,景色依舊,人事已非,這是異鄉遊子共同感嘆吧!

　　一位門生也感嘆,沒想到返鄉的路線跟我有很大的相似度,她是先騎腳踏車到公館捷運站,搭到臺北車站,轉高鐵到嘉義,再轉大臺南公車黃 9 到新營,改搭台鐵到隆田,父親開車接到老家,一路一直轉乘,共計換搭六類交通工具,轉乘耗時又耗力,也是一大早出發,到家已近中午,每每都唉叫高鐵站設置點不適當,臺南高鐵站形同高雄北站,對過往的臺南縣民而言少有助益。

　　從鄉下人看都市的生活環境,比較多彩多姿,變化較大,相對小農村較靜態、較穩固。但近年來因人口嚴重外流,村子的氛圍也變得萎縮、蕭條。唯到了年節長假,在外遊子歸鄉,本來寂靜的村子也一時熱鬧喧騰,車輛突增。

24

　　我這次回鄉四小時,祭拜了父母及祖先,會見弟弟一家

三人，包括已出嫁的姪女、三個妹妹、兩位妹夫、比我大五歲的舅舅、一位小時玩伴，從臺北返鄉的友人一家，替在美友人探望他的老父，但未見到。看到舊屋衰老，從臺北長途返鄉，停留時間很短，但要看的人幾乎都看到了，大致平安就好。朋友看我一口氣看到這麼多親朋好友，不是很開心，就是辛苦，我也感嘆一般農民不會亂跑，比從事其他行業活動範圍較固定，也為守護土地，但守護土地的意義並不是怕別人會偷走、搬走，而是看看田頭、田尾，除除草、敲敲土，看看土地上長出來的秧苗是否健康茁壯，也查查有無老鼠在田埂上鑽洞，若有要把老鼠逼出來，把洞填補起來。我也感受許多退休老人常設兩個窩，冬天在南部，夏天回北部。但我今天沒辦法過夜，因為明天女兒有她的計畫，不能幫我照顧她的老媽，我又不便將失智老婆一起帶著，怕不能調適，惹出病來就很麻煩。

25

一位旅美臺南市民對市容的觀感如下：臺南許多好吃的餐廳都藏身小巷弄，停車又難又危險，大多違規，如不能拆建，整頓老街市容，須闢行人專用道，另外就近開設室內立體停車場。歷屆市長都沒魄力，一條海安路就整頓得亂七八糟。

我閱讀此項觀感後，體諒前學生黃市長對市政的用心與苦衷，以及他讀到這項批評後可能的感受，乃寫了如下短信給他鼓勵與安慰：恭喜過去四年必定累積不少市政建設績

效，也經歷一些市民意見，若非惡意，表示他們關心市政，有理則聽之採用，無理也不必介意灰心。當為政治人物，面對上千上萬市民、國民，必定會遇到各式各樣的期望、疑問與挑戰，是磨練自己耐心與關切大眾福祉的好機會。成功的政治人物都能有帶領大家的前瞻能力，也能聽取民眾建言與用心改進。祝福您能成為臺南市民經久念念不忘的好父母官。

26

　　在美友人傳來念故鄉歌曲短片，此曲小學生常唱，由德人佛札克作曲，李抱忱作詞，詞文如下：「念故鄉，念故鄉，故鄉真可愛，天甚清，風甚涼，鄉愁陣陣來，故鄉人，今如何，常念念念不忘，在他鄉一孤客，寂寞又淒涼，我願意回故鄉，再尋舊生活，眾親友，聚一堂，共用從前樂。」

　　聽完此歌，想起小學時常唱的〈念故鄉〉一曲，歌詞簡易，但句句動人，音符美妙，段段扣人心弦，遠在他鄉的遊子唱了，聽了，勾起兒時往事，都會心碎。第一代移民最容易念故鄉，移居得越遠，思念越深越重，所以當床前的明月光，又懷疑它是地上霜時，舉頭望了明月，低頭就會思念故鄉。

27

　　友人轉來即時新聞報導，內文如下：近年來，中共對臺文攻武嚇不斷，加上中國國家主席習近平在二十大後確定獨

攬大權，臺海局勢未來發展成為當前國際熱議焦點。對此，日本《產經新聞》臺北支局長矢板明夫直言，若臺灣民意「鐘擺」盪到統派那邊，讓習近平認為臺灣投降意願高，那麼2024總統大選很有可能就是「臺灣最後一次選舉了」。

矢板明夫10日接受資深媒體人廖筱君的網路節目《筱君臺灣PLUS》專訪時表示，二十大後，外界都能看到習近平「一人獨裁體制」已然完成，過去是中共對臺灣的戰爭，現在已變成習近平一個人的戰爭。他指出，過去中共從毛澤東到胡錦濤，雖也想打臺灣，想統一，不過都會考量國際情勢，評估時機是否成熟。如今各界專家、學者雖警告中國武統臺灣是不智之舉，但習近平似乎不想管這麼多，從這次（二十大）的人事布局就能明顯看出他準備要有「大動作」。

矢板明夫認為，習近平如果要在身體健康、頭腦清醒的時候完成統一，那麼今年69歲的他可能剩下約10年的時間，因此他會加緊利用各種方式對臺統戰，今年九合一大選民進黨大敗，若接下來的民意「鐘擺」持續偏向統派的話，那麼臺灣可能就回不來，也許2024年就是臺灣的最後一次選舉，「習近平要統一臺灣，是不可能改變的事實，大家一定要接受，不要幻想能夠坐下來和北京商談，對習近平而言，他只剩下10年時間，等不起的。」

不過矢板明夫也直言，中共犯臺是一場豪賭，習近平就賭「美國不會迅速援臺」和「臺灣馬上投降」這兩件事，這兩種情況真的發生，習近平的犯臺才有把握。他接著說，美國出手與否，是國際間政治博弈，不過臺灣是否投降，取決於總統，若臺灣明確釋出堅決反抗的意志，習近平或許會覺

得攻臺成本太高,擔心自己會成為下一個陷入戰爭泥沼的普丁;反之,臺灣自救意識不足,國際社會想幫也幫不了。

　　我讀完的感想是,大部分的臺灣人不想戰爭是可確定的,但其中有不少人被洗腦,也深信走獨立就會引起戰爭,所以既使是反共,但也反獨,這在無形中就會陷入不自覺地迎中投共,對內部也沒覺察選出總統的立場關係重大,不相信選錯人會出賣臺灣,這是臺灣人最大的盲點,也是最大的潛在危機。

28

　　友人傳來在臺北行醫的鹽水鄉親康明哲醫師所著〈鹽水的地理與歷史〉一文,篇幅很長,對故鄉鹽水古今街道、建物、地貌、人文述之甚詳,資料來源主要是參考中文文獻。因文長,在此省略。

　　我讀後,認識康明哲醫師的鴻文論述鹽水的地理與歷史,費心參考許多史料,都是用漢文寫成,難免受到原著的影響,具有濃厚的中國史觀。我對從故紙堆找資料印證論述雖較缺耐心深究,唯對此文中提到幾項鹽水的地理變遷甚有興趣,也不禁感嘆。(1)鹽水由原可通航的港埠變成今日與海相距甚遠,且無河道可通海邊,滄海桑田,地理的變化之大,令人感嘆!(2)急水溪曾通過鹽水也令我驚訝,如今此溪河道距離鹽水街上甚遠,令我對於這條溪流改道範圍與力量之大感到害怕,今日河道接近且威脅到我村,令我非常擔心。(3)鹽水曾經隸屬諸羅(嘉義),這是我第一次知道,如

今則歸屬臺南市，就空間而言，距離嘉義比臺南府城較近，隸屬嘉義有理，後來為何改變，未見於文字，我猜想應受八掌溪阻隔有關吧！讀完此文後，對康明哲醫師於行醫之餘用心撰寫地方史地非常敬佩，看到友人讀他的鴻文後都表示關心與回應，也同感喜悅。

友人曾兄讀此文及閱讀其他人的讀後感，先後也寫了兩文，文長在此省略。最後我回應這位友人認為有他的兩篇評論在先，看此長文時就較容易理解其深處含義或得失。寫歷史的人常有其一定的觀點與視角，常受平時較關心與重視的事態所影響和左右。對於鹽水的長遠歷史，康明哲醫師聚焦在漢人的事蹟，必定與其平時所見、所聞與所歷都以漢人事蹟為主要，對其最為熟悉、最有心得，也最為關心。您提出更加廣闊的視角，也許他較少接觸，或認為較為次要，未能全部收錄在內，但或許可供他日後有空有趣再下筆時的重要參考方向。

29

友人傳來前副總統賴清德登記參選民進黨主席補選的訊息，他的參選政見共含四點：（1）重整旗鼓，協助穩定政局；（2）深刻檢討，贏回人民的信任；（3）廣納人才，引領創新進步；（4）守護臺灣，促進民主和平繁榮。我覺得他應是一位不二人選，盼民進黨人及國人都能有共識，給他支持力量，他也能本著愛臺初衷，不讓國人失望才好。一個政客的出現很容易，一個政治家的誕生就不簡單，要有適當時機

要素，也要有天生優越的資質。目前臺灣的處境構成產生一位救星政治家的時機是成熟了，賴清德的資質也比較不像一般的政客，且較具有營救臺灣國家社會與人民的本色。希望他的出線能不像其他政客領導者，只在乎權力和利益的吸取與安排，較能注重臺灣未來萬年生存與發展的大局，有毅力堅持這種初衷，也有能力吸引全臺灣人跟隨，掃除妨礙臺灣生存與發展的裡裡外外魔障，造就臺灣國家社會與人民之幸福。

30

　　古羅馬歷史學家塔西陀（Publius Cornelius Tacitus），在其著作《塔西陀歷史》一書中說道：「皇帝一旦成了人們憎恨的對象，無論做了什麼好事或壞事，都會引起人們對他的厭惡。」此即「塔西陀陷阱」一語的由來。換言之，國家誠信與國家形象至關重要，一個政府和領導人一旦失信，無論對錯，都將受到懷疑與憎惡。

　　對這簡短闡述，我覺得很切合實際！國家領導人會受人民厭惡，必有原因，通常都是做錯了事，其實有錯也是自然，但由於其權力甚大，所做的任何事對人民影響也至大，人民期望他／她只能對，不能錯，錯了就很難原諒，也就失去信任，再如何努力挽救都難再有效。人民對國王憎恨與失信後，將視他／她如前科犯，有犯錯的底，就是再做都是對的，也會容易被人民想成是錯的，因為很難想像前科犯能做出好事，這種刻板印象一旦形成，常是國王的末日，也是國家災

難的開始。因此，寄望當為國王者千萬不可因為位高權重就胡作亂為，而失信於民，否則仙人也難救助他／她。

31

古代聖賢講話有其道理，那時生活環境簡單，容易一言概說，但現代環境複雜，是非對錯就因人而異。像烏克蘭總統，有很多人說他是烏克蘭的救星、正義的化身，但也有人說他介入戰爭，死很多人，使人民生活困苦。

這簡單幾個字令我感受到富有多層社會學意義：（1）任何事務的義理會因時空不同而異，合適有理的謂之社會規範，也成社會價值；（2）社會有變遷，是為常態，變遷的趨勢大至由簡而繁，終致變為多元複雜性；（3）如今的社會都很多元，社會價值與規範也甚多樣分歧；（4）多元社會的某一部門或立場所信仰所主張的標準，常為不同部門或立場者不服，甚至否定；（5）多元社會中不同的價值與信仰，使社會充滿多彩多姿，內容豐富，但也容易造成紛爭與衝突；（6）為維持社會的和平與安全安定，多元也分歧的社會非有較一致性的共同規範與價值不可；（7）現代社會要達成平衡協調的認定常靠溝通，進而也用法律規定達成；（8）社會規範的制定與實施常受強者主導操縱，弱者必要順從、屈服，也常吃虧；（9）有些社會較不幸，強者主導者逐漸喪失理性，卻又控制社會秩序，若是少數，則會形成社會中的少數虐待多數，社會即陷入悲慘不安的狀態，若社會能為多數有理性的人所主導，便能使人人和樂，欣欣向榮。

友人則認為人類社會永遠存在階級統治，因為這是維持社會秩序，保證人人安身立命的最有效方式，但是誠如友人所言，時空讓這個階級結構有所變化，有時靠宗教信仰，有時是依部族強弱、血緣門第、資產擁有等，所以其社會內容必然多元，而所謂的社會規範，也必然依階級結構特性有所訂定。社會規範旨在保衛階級結構，因而能穩定社會秩序，也就是說在階級結構中的上位者，必然會依其利益，主導社會規範的法制化和道德化，而在面臨挑戰時，必然也會運用到各種上層優勢力量的展現，有時免不了傲慢，甚至血腥。在歷史上，我們已看到太多這種戲碼，歐洲中世紀的天主教會、中國的儒教士大夫、印度的婆羅門種姓、伊斯蘭的伊瑪目等，這是人性，是 top down 的發揮。而塔西陀的觀察，也是從人性出發，但是 bottom up 的反制展現，不平則鳴。人性不會因時空改變，與單純或多元無關，永遠存在，時時作用，只是辨證的推進，但最好是有理性引導，免得落入醜陋和倒退。

　　民進黨多少已陷入塔西陀陷阱，但他們似乎未知，看最近的有關反省的新聞，頗令人擔憂，庸俗、短視近利又不真誠，是當今民進黨的病，它已掉進社會對其信任流失的坡道，可以上，也可以下，就看能有位救世主出來力挽狂瀾，否則它會被社會邊緣化，臺灣人也得另找一個可以代理本土力量的政黨。

　　我再續說社會階級（social class）有別於社會階層（strata），兩者都是指社會的垂直結構，使社會人的地位有上下之分、酬報有好壞之別，上位者領導並管理下位者，也

獲較好酬報，下位者反之。社會有上下之分，也具維持社會的結構與秩序功能。但社會階級間通常會較有對立與衝突的性質，同階級的人會自成一種內我團體，與他階級團體過不去，而形成衝突鬥爭。一旦有衝突鬥爭就會有破壞，原來穩定的社會結構與秩序都會受到干擾而鬆動，甚至混亂。

32

友人評執政黨一般在中期選舉很難固盤（今美國民主黨例外），但是民進黨會大敗，我的觀察是他們認為貪腐沒有國民黨的嚴重，選民認為民進黨必須和國民黨有所區別，不能接受比爛，一個理想型的政黨本來就是要失去部分勢利小人的支持。模稜兩可也是大敗，倒不如敗得如旗幟之鮮明，雖敗猶榮。臺灣並非一個正常民主國家，臺灣社會期待的是一位帶領出埃及的首領摩西，民進黨被賦予這種期待，它不能和他黨比庸俗，因為在這層次，民進黨人並不見得更傑出，若不能執行付託，換掉無妨。

我覺得友人的兩則評論都很中肯的，民進黨或任何政黨的興起都不易，若從此不能延續壯大，實在可惜也遺憾。振興的責任當然較多落在要角的肩膀上，要角如能大徹大悟，勇於改錯，也許還有希望，如果心存僥倖，不思負責，被淘汰不是不可能的。值此大敵當前，也不容許沉淪太久、忽視，真讓有心的臺灣人憂慮。

33

　　社會各界對企業的社會責任，隨著企業的興盛談論與要求的人漸多，對於大學的社會責任，負責國家高等教育的官員與大學首長隨著大學排名及招生收學費的生存問題而掙扎，卻也都忽略不提了。

　　臺灣與中國真的非常不同，去年臺灣疫情蔓延時，買不到疫苗，結果日本和美國慷慨贈送疫苗，大家都很感謝，現在中國疫情很嚴重，德國和美國想幫忙，中國卻拒絕，反正不接受，吃虧的是人民，與帝王無關。我的感覺是共產中國的領導者只想著自己，民主臺灣的總統能思及人民，前者害了百姓，後者救了人民。

34

　　臺大實驗林擁有臺灣全島土地面積的 1%，轄區住有原住民，也有當地社區居民，實驗森林輔導社區與部落社區林業計畫，十多年來當地居民積極推動里山生態保育、原住民傳統文化保存、食農教育、竹藝推廣、生態旅遊，以及山林守護、林下暨循環經濟等工作，大家同心協力凝聚社區共識，今天來實驗林審查十四個社區、部落的社區林業計畫期末報告，發現他們非常現用心執行計畫，對社區、部落發展助益良多，住在都會區的民眾都可到山裡的部落走走，會看到有很多新桃花源讓您驚豔！

　　我猜居住在實驗林內的居民可去除非分之想，也可免受

外力引誘與干擾，因而可保有長遠的桃花，享有長壽之泉源。

35

美國前國務卿希拉蕊和美國駐華大使駱家輝，兩個美國人對中國人的評價，值得所有華人反思。希拉蕊在美國哈佛大學演講，對將來的中國進行預測：20年後，中國將成為全球最窮國，她依據的理由是：

（1）從申請移民的情況看，中國90%的高官家屬和80%的富豪已申請移民或有移民意願，一個國家的統治階層和既得利益階層為什麼會對自己的國家失去信心，心態令人費解；（2）中國人不了解他們應該對國家和社會所承擔的責任與義務；（3）中國人是世界上少數沒有信仰的可怕國家之一，全民上上下下唯一的崇拜就是權力和金錢，自私自利；（4）人民大眾過去是權力的奴隸，演變為金錢的奴隸，這樣的國家如何贏得尊重和信任；（5）大多數中國人從來就沒學到過什麼是體面和尊敬的生活意義，唯有獲取權力或金錢就是生活的一切、就是成功，全民腐敗、墮落、茫然的現象，在人類歷史上空前絕後；（6）肆無忌憚地對環境的破壞，對資源的掠奪幾近瘋狂，這樣奢靡、浪費的生活方式，需要幾個地球才能供給？

美國駐華大使駱家輝對中國人的評價更耐人尋味：（1）非常聰明，但非常相信傳言；（2）凡事喜歡搶，從出生搶床位到臨終搶墳地，從頭搶到尾；（3）在大事上能忍氣吞聲，但在小事上卻斤斤計較；（4）能透過關係辦成的事，絕不透

過正當途徑解決；（5）計較的不是不公平，而是自己不是受益者；（6）動輒批判外界，卻很少反思自己；（7）自己不爽沒關係，反正不能讓別人爽；（8）不為朋友的成功歡呼，卻願為陌生人的悲慘捐助；（9）不為強者的堅持伸手，願為弱者的妥協流淚；（10）不願為執行規則所累，寧願為適應潛規則受罪；（11）不為大家的利益奮鬥，願為大家的不幸怒吼；（12）不為長遠未來謀福，願為眼前小利冒險。

我看這兩位美國人對中國人的認識，比我們臺灣人都還透徹。在臺灣，還有些人懷抱著希望被中國併吞，被中國統一的夢想，願意被這樣的政權統治，很不可思議。還覺得過去有一段時間，中國改革開放，經濟快速發展，曾被世人刮目相看，以為將來能與強盛的美國相互抗衡。但是半個世紀不到，就被世人看透，20年就將成為全球最窮國。希拉蕊與駱家輝都把原因直指問題多端的低劣國民性，其實在中共這種人民自發性不高的國家，許多人民的行為都是領導者引導或逼迫出來的，國家會墮落，領導者應負的責任更大。中國若想挽回自己的面子與命運，人民固然要覺醒，領導者豈能不反省與改變？

36

民進黨本身的改革事項，也許是當前具有關鍵作用的事件，賴清德似乎知道自己該幹什麼，他也站出來，承擔表達當仁不讓的意志，目前的民進黨已證明對付不了挑戰，沒有改革，本土派就得重來，這可是費力又費時的事，所以希望

他能有進展，把更正確的力量集中在一起，既成為摩西，也做華盛頓。

在我看來賴清德是本土派所寄望之人，但想爭的人還是有。要爭取大位的人，向來都要有足夠的聲望與能力才行，不足的人最好能先知難而退，省得亂了大局。

37

以前看過一個說法，聰明的人會長壽一點，覺得有點奇怪，因為聰明跟健康是兩回事。現在想來的確有點道理，因為聰明的人對於似是而非的言論會去追查其真實性。有一個人是常春藤名校的化學博士，他喜歡偏方，以前提倡喝尿，並說服朋友，因為日本曾經流行。現在老了，身體不好，是因為基因的關係。基因有問題就很難活到 80 餘歲，基因雖有影響，但較重要的是正確的人生觀，以及適當的飲食、運動及保健。

我進而看過許多人口學的文獻都會論及壽命的影響因素，包括教育程度、城鄉地區都是重要者，兩者都與聰明才智有關，教育的關聯太直接了，居住並生活在鄉村的人聰明才智，一般都比不上城市人，且其活動方式都較危險，較不衛生，都會減短壽命，這在落後國家尤其明顯。

38

各地縣市議長選舉剛結束，聽聞候選人及投票的議員叛

黨、棄黨參選，或投票者增多，讓人感覺政治人物的政黨忠實度甚為可疑，反應兩方面的嚴重問題：一方面是政黨不能使黨員信服，藍、綠、白都是；另一方面則是政治人物無忠誠感，當黨對自己有利是黨員，不利就叛黨。看在人民的眼裡，政治人物普遍不可信。

讓我覺得不可否認的是，政治人物中也會出現偉大的政治家，政治家與政客的分野就在於對政治理想的堅持，與政治利益的把持之別。有朋友問我，當今我們社會上有誰是政治家，誰是政客？答案不如由大家自己回答，每人心中的衡量尺度不同，答案必定也會不一樣。

39

人們心目中的民主社會是人民有自由意志投票，不受買票影響；法官根據司法公正審理，不受威脅控制；警察維護社會治安，不受特權影響；政府為國家、人民服務，不說空話，不可貪汙；媒體可以有立場，但不是謊言製造者。臺灣國內有獨裁遺毒的影響，國外又有世界最大的黑道政府介入，所以走上民主化特別困難。

我深覺我們這一代親眼見證臺灣從獨裁國家轉型到民主社會，至今經歷數十年民主制度，仍尚未步入正軌，是人民與國家的不幸，很必要有一英明領袖，帶領國家較快速完成正常的民主化。但也許由於國民性中情感成分濃厚，政治無法完全脫離感情，未能如西方民主能具有較高度理性，阻礙民主化的正常發展，但希望不會永遠停留在半調子狀態，

假以時日，當外力干擾消失時，臺灣政治的民主化也能如西方民主先進國家一般茁壯。

第三篇　2022 年第四季

1

　　朋友傳來由國際貨幣基金會提供的世界各國經濟活動分配圖，美國排第一位，占 25%；中國是第二位，占 18.3%；第三是日本，占 4.3%；第四是德國，占 4.0%；臺灣占 0.8%，排名第二十位。我看完後作如下批註：我看這份世界各國經濟活動分配圖，對臺灣的貢獻有需要認明兩要點：（1）以占地之小，在 100 分貢獻中能有 0.8 分，在近 236 個國家中排名第二十位，已不差；（2）實際上，中國 18.3 分的貢獻中，有很大一部分是臺商提供的，如果臺灣的貢獻也加上這部分，則總計與幾個次等經濟大國所占比例會相差無幾，這些國家所占的比例是日本 4.3、德國 4.0、印度 3.5、英國 3.2、法國 2.8、加拿大 2.3、蘇聯 2.1、義大利 2.0、巴西 1.9 等。

2

　　近日流傳中國大陸醫生傳出驚爆新聞，中國境內新冠肺炎再度大流行，感染者有三分之一是重症，而重症者白肺的數量驚人。值此新舊曆年時節，返鄉臺商劇增，國人對返鄉臺商與國內疫情關聯也特別關心，同時也引發多位友人對臺商在兩岸的經濟活動角色熱烈討論，共收到下列幾項看法：（1）國力的理解可能要以誰來收割，以及用何種形式來收割較

宜。臺商在中國的產出，最大收割者是中國，這就是綏靖；而臺灣收割臺商部分，是房地產被臺商炒作，奢侈品大發，富二代無法無天，社會道德受損，而更糟的是國家民族認同強烈受阻、中國在臺代理人倍增且組織化、中國對臺認知戰戰力倍增等，只要看看旺旺集團和郭姓臺商就很清楚，我不認為臺商是臺灣的正資產。（2）因為有臺商，帶動中共的經濟高飛，讓中共在國際上說話有分量，臺灣的生意人很現實，商人無祖國，是一針見血之言，過年了，他們要回臺，希望政府有準備他們是會帶 COVID-19 回來的。（3）一般商人都以賺錢為目的，美國華爾街也一樣，能夠像台積電那樣以臺灣為優先的算是少數。中國用很好的條件吸引許多外商投資，等學到技術後，態度就變了，連美國的 Tesla 都在考慮撤退到南韓。（4）最可惡的臺商是那些當線民、間諜的，還明的暗的直接傷害臺灣與臺灣人。（5）只要是經商，若不是坐大到可以影響世局，往往無法不受限於時局。商人賺得多、賺得快，但也有其苦處，不過那應該都是自己的抉擇吧！（6）其實臺商在哪裡賺錢都是對的，都是企業利潤與生存的方式，問題是臺灣對房地產的管理始終不著力，讓國民的居住負擔太重，而且一直加重，拿不出有效管理辦法才是關鍵。

綜合朋友反映臺商角色的各種看法，我合併批註如下：一些人抱怨在中國的臺商對臺灣經濟缺少貢獻，回來炒地皮，增加問題，也是事實，我也為他們身為臺灣國民，未能替臺灣經濟多加貢獻，致使臺灣在世界上的經濟分量被低估，感到不無遺憾。民主社會的人有賺錢的自由，到中國當臺商賺錢無可厚非，不要害到臺灣及臺灣人就好，若藉從商

之便，充當線民、間諜，就很可惡。其實早期登陸的臺商都備受巴結，後來受到不少欺負，也有苦不堪言的。

3

友人轉貼對「臺南幫的祝福」如下：祝您新的一年：美似麻豆、壯如東山、勇比將軍、身體永康、貴居官田、財湧玉井、仰德善化、富比大內、勤耕隆田、事業龍崎、家庭安定、考績學甲、處世仁德、人緣佳里、永世歸仁、正財偏財攏總下營（全部會贏）。

對「臺南幫的祝福」一文，我以前讀過，這是有趣的祝福，我再讀之後，隨興補充一些遺漏，供同好們一起娛樂，也共同勉勵之：穩守府城、靠山後壁、渡過鹽水、屯兵柳營，航向西港、再占新營、擁地六甲、聯盟七股、興旺關廟、治理歸仁、教民新化、閱歷楠西、安抵白河、再起東山、主公仁德、開放北門、全民永康。

4

CTI（中天電視臺）傳來一則新聞報導：「喝茶可防新冠病毒，一分鐘滅毒90%，含在口中十秒鐘後吞下效果最好，幾乎達100%，各種茶中綠茶的效果最佳。」此新聞受多位友人回應都不全信，多數人都能認同喝茶對身體健康有益，可將酸性體質改變呈鹼性，也有人認為防毒可能有效，但非100%，更多人不敢期待防毒效果。一位政治敏感度較高的友

人批評這是中共對外宣稱的科學成果,因為該電視臺具有中方護衛的影子之故。我則懷疑這也可能是茶商有意誤導。看來現代社會似是而非的不實新聞不少,個人都應有識別能力,才能免於受騙。

5

　　一位自稱四年級生寫了一篇臺灣呆胞成長史,在網路上傳播,以長輩對後輩說故事的姿態,強調臺灣有穩定安寧的今天,是靠著這群呆胞的努力結果。這群呆胞包括二、三、四、五年級生,亦即 1920、1930、1940、1950 年代出生的臺灣人,如今都已 60 歲以上。他們經歷艱困的年代,但都很努力自勵,才能創造出今日的成果。因為文長,在此僅摘錄其經歷與努力的一些要點:他們經歷資源缺乏的條件,開創出世界排名不差的多種產業、外匯存底及國民所得,最低的生活成本,相當民主的政治環境。他們曾經歷威權政治的統治,低薪資的工作,簡單的休閒娛樂生活,與中共作戰,開始接受外來的基督教,在校不許講臺語,穿制服、接受教官的軍事管理,初學民主選舉,生活用品少有高科技產物,報章雜誌種類極少,社會氣氛嚴肅,嚴加保密防諜,罵總統會被抓去關。

　　朋友讀此文章後的批註如下:這篇故事不知道要告訴我什麼,只感覺是在說:「最好回到蔣總統時代?」難怪蔣萬安會當選,果真有不少人還存活在那個時代。其實,這種情境是國民黨無比懷念的,高級中國人是統治階級,呆臺胞是不

會反抗的順民。目前在臺中國人之所以憤怒、恐懼、沒安全感、寧可親中，正因為他們失去了統治地位，但本土的臺灣人已不是當年的呆胞。過去日人在臺50年，農工產業及基礎建設已有相當基礎，在亞洲可能是前段班，而這些都被空手來臺的國民黨人接收。以當時臺灣最大的產業的糖業來說，1938年／1939年的產能是年產141萬噸，戰後中國人接收，因中國人裡幾乎沒有經營過現代糖廠的技術人員，接收後仍委由日本人負責，1945年的產能降至8萬6千噸，而日本人離臺後，亦是藉由本土基層人員的記憶和努力，在兩、三年內讓糖廠復工，農場復耕，鐵路暢通，產能才恢復到戰前的50%，但這應該不是聽蔣總統訓話的結果，而是臺灣人在專業上敬業和傲氣得來的，這和當時的台鐵員工是一致的。我在鄉下長大，在當時的鄉下，台鐵員工、台糖人員和老師一樣，都是最受敬重的對象。想想，日本人留下的基礎，若由臺人接收，會是何種局面？另外，國民政府來臺後，為了養活他們帶來的軍公教人員，幾乎掏空農村的收成，這使農村長期窮困，財富無法累積，我的幾位同學，身歷其境，提到這件事，六、七十年過去了，依舊咬牙切齒，憤怒不已。

　　我讀完原文及友人的批註後，增加批註如下：從另一角度看原文，且去除政治意涵不談，也可看成是40年代的人將親身經歷的不平等無奈及刻苦努力成果對比過著養尊處優的後輩弟妹兒女，成就反而不如前輩，上一代的人也就顯得更為可取了得。當代的年輕人會成為順民呆胞是很無奈悲慘的境遇，文中也提到罵蔣總統會被抓去關；戒嚴令將人管得死死的，像呆子，不裝呆會出事，會被殺頭或坐牢，相較於今

日的政治自由，差別可用千里計。不過讀完全部原文後，我覺得作者對這時代的是非功過自我認可與心甘情願接受的成分多，少做責備與批判，是典型的軟腳順民，缺乏正義的勇氣也是真的。

6

老同學畫家幾乎每天清早傳送一幅水彩畫作並贈賀詞，今晨傳送的是極簡梅花，並祝大家早安吉祥舒心愉快幸福。我觀畫後有感，何以極簡梅花一朵能使人舒心愉悅、幸福？莫非簡單繪畫立基簡單哲學，孕育簡單生活，崇尚簡樸，無繁縟，無牽掛，無負擔，無煩惱，來去自如，行動自由也自在，海闊天空，心曠神怡，於是舒心愉悅也幸福!？

7

「邸 Tai Dang」（住臺東）計畫這次提出的移駐方案，主要分為三大類型：一是「完全移居臺東」，如品牌營運的專案經理等；二是「二地居住」，適合 SOHO 族或接案工作室，主要跟數位課程網站經營或社群媒體經營有關；第三方案則最為彈性，可以用「關係人口」的模式，協助「邸 Tai Dang」從事拓展和媒合的工作。

住臺東一事是新時代都市青年移居偏遠地方推動鄉村發展的典範，實踐者不僅創造出自己的新生計新生活，還領導其他有志的都市青年移居偏遠地方與當地居民一起共同開

發新事業,創造新生活與新希望,這是繼高度都市化之後,推動鄉村發展的新方法、新出路。當然嚴格說來,臺東雖位處偏遠,但不算是鄉村,本系的系友若有人能更進一步仿效此法,住進人口規模較小的城鎮或村落,也尋找或創造可貴有價的生活資源,帶動當地居民一起改善生活,對同袍、人類、社會、國家的貢獻,會不輸名氣顯赫但無偉大作為的政治人物或大企業家,也應得另類諾貝爾獎。

8

「我對臺灣的前途很悲觀,只要早期當公務的大多是國民黨的思想,加上兒女到大陸上班做生意,所以臺灣要獨立難!只期待共產黨垮臺。」有人看了他的朋友如上的感言後,做了以下的回應:這也是非常務實的想法之一,昨天我在開車時聽鄭新助的廣播節目,就有像你我一樣的老阿嬤,痛罵臺灣社會中年輕世代的無知和功利,從來不知道當年農家收成,必須先把稻米交給軍公教,剩下的少量才能留給自家,這是受過外來征服者壓迫的人自然流露的正義之聲,不過選民結構已向年輕世代傾斜,他們的確無知又功利許多,民進黨就是處於要選票取得執政,或彰揚公義使臺灣更文明的掙扎之間。我們一向不了解,甚至小看了中國的國力。

　　法國歷史學家布旁岱爾在 1962 年觀察新中國時就這麼說:新中國在1949年掃除貪腐的蔣介石的舊中國後,堅決奮發圖強,塑造出一個富集體意識、一切為國家民族的尊嚴而勞動的社會。但這個過程必須打壓一切思想,使人民絕對服

從，這個方法極為有效，中國 1949 年至 1962 年的經濟成長率史無前例，無人能敵，鋼產量在 1949 年只有 16 萬噸，1960 年就達到 1,640 萬噸，傾全國之力及無比意志創造出十分驚人的物質建設。但這是一個驚人且暴力的人為實驗，涉及社會、經濟、政治、學術和道德等方面的秩序重整，仇外更是重要元素，人民被迫無時無刻接受震撼教育，只能謙卑、服從紀律。的確，中國可以輕易傾全國之力集中在某些科技和物質建設上，在一些領域，今天的中國真的取得領先世界的地位，就連送人上月球，說不定還會在下一輪太空競賽中比美國還快，不過它的罩門，正是中共統治下的中國人，其實是某種形式的奴隸，他們個人努力工作得來的私有財產並無神聖保障，而自由意志也絕對受限。

所以面對中國，臺灣存在兩個機會，就是政績成就和社會的文明度，在國族認同薄弱的情況下，擁有自由決定權的臺灣百姓擁有兩個選擇，一是被統一成為中國人，在地緣政治中享受中國式奴隸的滋味，二是證明自己具有高度文明的治理能力，因此可以自主、自由又有尊嚴、驕傲地替世界創制幾個現代文明的典範。我個人期待的，而且也想幫忙出點力的是後者，建國的根本是公正和對公正社會的效忠，這本來就是民進黨創黨的主要精神之一，但為了爭取世俗的選票和權力，民進黨大大的向功利妥協了，妥協於黑金的選票掌控、妥協於虛榮的學位文憑、妥協於製造世代不正義的財團、妥協炒作土地的不正義開發商、妥協掌控司法的不正義黑手⋯⋯，看在年輕世代的眼裡，原來民進黨並沒有比國民黨高明，年輕世代的明天依舊少有翻轉機會，而且更公正的機

會可能在海外,包括中國,這會是何等讓人洩氣的局面呀!民進黨要帶領本土出頭天,它不能不改革。而改革,帶頭的必須知道何謂公正,還得隨時展現自己是理性、有知識、豪爽大度,又有謀略,賴清德是不是這樣的一號人物?我希望他是,而且以目前的狀況看,他也非得讓自己成為這種人物不行。今早的新聞說蘇貞昌有意請辭,陳建仁準備上臺,蘇貞昌是個能幹的鬥士,他頂著小英執政初期的大風大浪,功勞很大,但他的作風保守,較不符期待創新的人要求,我不知道陳建仁的執行力,但他或許有一股較清新、理性、寬大的形象,這種轉換在民進黨被迫改革的當下,或許值得一試。總之,自省指出民進黨的軟骨,但無法對它放棄。

　　我讀後覺得友人很用心寫這篇長文,說到當前政治局勢的核心,也道出許多有識臺灣人的心聲。近來中國多方面進步快速是事實,得力於自己嚴酷的努力,以及外來助力,外資及技術幫助經濟發展之功不可沒。但當它成為強國之後,領導者展現出傲慢蠻橫的態度,也必會造成發展緩慢或倒退。若因此而使共產制度解體,將是臺灣之幸。若能有個明君,忽然轉念,把治國重心放在提升自己,而非攻占臺灣,這是臺灣方面最為期待之事,但這是可遇不可求的,也許正如您所說,只能悲觀地期待他們轉向不可能,終免攻打臺灣,而那會是臺灣最壞的命運,一旦開戰,傷亡必大,在這夾縫中,臺灣仍不得不盡力求生。歷史的殷鑑,當外力入侵時,常有內奸裡應外合,臺灣目前的內奸特別多,這是最讓人憂擔心的。一切寄望英明領袖的出現及人們充分自覺,也希望國際局勢走向和中共內部的變化能利我不利他,使臺灣的國

運與人民命運能有扭轉的機會。

9

　　朋友在這幾年曾幾次自問，為何傅鐘和傅園能成為臺大的精神重要建物？甚至傅鐘更被用來代表臺大？因為找不到資料，不得其解，只好用猜的。我想是因為蔣家政權對學運特別警惕，失去中國大陸，學運是重要火源，占有臺灣後，更害怕這塊陌生土地的主要校園——臺大，會冒出反抗聲浪，尤其二二八事件更有可能引發學運。傅斯年就在這時候進入臺大當校長，僅用短短時間（他只任臺大校長兩年），就把臺大整頓成不會抗議的堡壘，並且和沈剛伯一道，把100%的中國史觀扎根在歷史系，兩人對蔣家政權在臺的穩固貢獻深厚，於是都有紀念性的墓園，一在臺大校總區，一在溪頭，而傅鐘可能也象徵這層「中國意識的勝利」，並特意將它渲染成臺大的精神代表吧！

　　我的看法是傅斯年的紀念鐘與墓園會成為臺大象徵，當然是因為他的地位之高，除了如您說的穩定臺大對政府有功，也同樣對學生能安心求學也功不可沒。還因二二八事件期間，他堅拒軍警力量進入校園抓人，所以不但得到政府信任，也因愛護學生而能得學生支持。他在五四運動時，與羅家倫同是學生代表健將，對中國的思想現代化有貢獻。至於他治理臺大，以當時的政治情勢，一定不能有違蔣氏政策，不足為怪，但至少還能給學生較多的自由與權利，比後來閻振興校長是十足聽命上級的黨棍好很多，也令學生有較多的

尊重與懷念。他會讓學生懷念，也可能因為他在省議會受郭國基大炮質詢時，氣得當場中風而死。傅斯年紀念文集中，最令人稱道的是有一篇題為「這個樣子的宋子文非走開不可！」，可見他是敢跟蔣家唱反調的少數人之一。一個人一生的事蹟很多，功過都會有，我們所指的這些事也許都是他的一小部分而已，我曾看過他的數本全集，他自在北大當學生就很傑出，只是細節都忘了。

10

　　友人從美國傳來一則短片，陳述故鄉附近臺南市下營區和平醫院顏純左醫師的新書發表會紀錄，他宣稱臺灣有 400 萬人在洗腎，洗腎費用約占健保總支出的 9%，每人支出約為一般人平均支出的 30 倍，可能會是壓倒健保的最後一根稻草。他思考這一問題的嚴重性之後，改用幾種方法：（1）壓縮雙腿的血液回流到心臟；（2）雷射靜脈，打碎砸毒物排泄出體外；（3）打點滴使血管柔軟；（4）食用健康食品。經一年六個月的實驗，約有七至八成的患者逆轉。影片中有一小學校長患者現身說明他接受治療經過。

　　我看顏純左醫師曾當過臺南縣副縣長，不會是不負責任的副縣長與醫生，所以把影片轉傳出去。臺灣洗腎的人太多了，我的大妹也已洗了二十年左右，因為每次洗腎都要插針，洗到兩隻手臂都腫了。有網友回傳，認為慢性腎臟病可能很難復原，我進一步回覆對方，有關實際治療成效屬醫學專業問題，我希望他不是出於藉此廣告招攬生意的用意，他曾當

過本縣父母官，應有愛民之心才對。他所使用的新方法很有創意，但聽那位國小校長說，到顏醫師診所看病不能由健保給付，對患者而言，這是一大問題，如要能多造福患者，應爭取能准予加保才好。

11

網路傳來一則訊息，一位美國女醫師瑪麗（Mary Newport）發現吃椰子油可治老人痴呆症，因椰子油中含有三酸甘油酯，吃進身體後，被肝臟代謝為酮，這是腦細胞的替代營養品。一位朋友讀後認為太誇張，他覺得這麼重要的消息用Google搜尋竟然找不到，使他懷疑。他進一步同意椰子油是好油，但會增加壞的膽固醇，所以膽固醇高的人應當小心使用。有些網紅常常利用名人或美國來增加其可信度，在醫藥實驗裡用假藥，因為心理作用，都有十幾百分比的效果，所以這訊息讓朋友感覺好像是椰子油廠商設計的廣告。

我看現代人怕生病又怕死，有關養生治病的資訊也特別多，人們很捨得花時間與金錢在養生的保養品和藥物與資訊上，但也因此吃了不少悶虧、得到許多教訓。

12

朋友說伊本‧圖費勒（Abubacer Aben Tofail，約1105-1185），是12世紀阿拉伯穆斯林博學家，他的小說《覺民之子》描寫一個人在荒島生活的故事，他採果食用，用後

虔誠的將種子埋入土中，以免果樹由於人的貪慾而滅絕。他管理植物、保護動物，使荒島變成樂園，這裡體現作者的消費觀念，即消費的目的只是為了滿足基本生存要求，消費要考慮人與自然相互融合、與環保相互協調，是一種崇尚自然、生態、節慾的價值觀。作者並非泛泛之輩，他是12世紀伊斯蘭黃金時代的宮庭大臣，他的哲學觀在今天應該也值得認識。

我說圖費勒比中國的陶淵明的哲學更積極、更富有生態觀，對於找到的美麗淨土，陶淵明將桃花源當為逃避亂世的境所，注重自己去欣賞它、適應它、利用它；而圖費勒則更重視去維護它、繁殖它、豐富它。

13

朋友傳來兩張照片，內有三種花，並說明是在臺大校園內拍的。我回文如下：是茶花、牡丹花與不知名的黃色小花。臺大校區內花草植物保留不少，一來因有農、理學院，這兩學院的相關科系任務就在培養、了解與發展可用人力繁殖和不宜繁殖的動植物。在其他學院系所，如環工、海洋、生化等領域，共同加入經營各種動植物的研究，使大學校園保留許多綠色植物與五彩繽紛的花卉，以及雞、鴨、牛、豬、狗等家禽家畜與寵物的學習研究，使這所大學更多元更豐富。

朋友再回傳如下：對於多學院的集合研究，對市民和對外的科普化宣導太少，太可惜了，其實各陳列館可以加上這項用途，變成全校可共用，而非只限單一學院或系所。臺大的幾個博物館都是虎頭蛇尾，令人失望。臺大有力量，不知

使用和熱情的發揮，辜負了學術首府作為領導者的天定使命，這種不作為的首長們令人失望。

曾是臺大一員的我不便再多做公開批評，也許有機會與相關人員見面時，會再私下互相研討一下。

14

面對中共的威脅，臺灣有兩種不同的聲音：一種是要積極準備迎戰；另一種是要避戰，學生問我看法如何？我對這種有歧見的軍事政治問題常感放在心裡就好，不好開口，因為若對方不對味，談了傷和氣，也多餘。前日收到一位朋友自美國傳來說他看到明居正教授在 YouTube 節目上的言論，而認為明教授是側翼，我聽了心裡很不舒服，這位友人也來自臺灣農村，有留美博士學位，又當過大學教授高職，竟會有如此看法，我也有點吃驚，但我對任何人的政治立場，都會進一步設想為何會那樣，這位朋友給我的答案是可能與他結婚的對象有關，因為他的夫人是來自另一邊的人，但我把心裡的不舒服存起來，沒和他搭腔。被你問到了，我不回答，你應也知。對另一些朋友不能都像回覆那位在美國朋友那樣，否則會太見外，不夠意思。多數人基本的思維與立場都不愛戰爭，但臺灣時時處在被恐嚇、威脅的情況，我常想最好欺負人的流氓能良心發現或自己停手，讓我們能有好一點日子過，但這顯然是痴人說夢，看來備戰是不得不走的唯一之路，備戰要花很多錢，真開戰起來還要花更多，也會有重大傷亡，最好能備而不戰，但能否逃過這一劫，一半看人，

一半看天了。

15

　　網路傳來一篇臺大管校長去任的消息及作者的感言，主要內容是對目前臺大人未能像昔日有骨氣的臺大教授冒死批評執政國民黨一般，對現在執政的民進黨未能表示不滿意，傳訊者加批註，對該文內容深有同感！但群組中另有一人批註「相信臺大人的智慧！」

　　我看了後者的回應，覺得較有趣，表示很含蓄之意，得他回應：「人在江湖必須如此。」進而再問他所在的江湖是哪個湖？得到的回答是「實際住在高雄金獅湖，工作則是深不可測的貝加爾湖，這些年發現要做事要改變世界，只有了解人心才能小小推展，世界的好與壞，因人心的善惡而變化，盡力所為，來者只好順天、順己、順人而為。」對此有趣的回覆，我再加批鼓勵如下：「這個湖真的深不可測，但已能知道湖深，就不會被沉沒！」

16

　　同學群組寄來這則歌唱短片，數位年輕姑娘走秀，並唱出如下的臺語歌：「我的不幸是誰來造成，我的戀情是誰誤了前程，無奈的眼淚滴胸前，枉費我的一片真情，誰不愛美滿過一生，誰不愛甜蜜的愛情，想過去到眼前，也是同樣的情形，啊！波浪的一生，何時才會穩定？」

我看了這樣外表亮麗的青春少女感嘆愛情坎坷不穩,究竟責任歸誰?難說!早期常是因為父母勢利眼,近來常是少女們三心兩意,看了一山比一山高,或因不解穩固愛情要與婚姻家庭連結在一起,也有不小心或不幸被誘拐而墮落,以致不能得到真愛情者。

17

　　Learning to appreciate a modern miracle - Taiwan: William Stanton(以下是節錄翻譯):〈學會欣賞一個近代的奇蹟:臺灣〉。世界上大多數的人並不了解臺灣,畢竟中國在許多國家的支持下,已孤立臺灣四十多年了。更令人驚訝的是,許多臺灣人也不了解自己的國家,臺灣人常常疑惑地問我:「你怎會選擇來臺灣?」漸漸地,我了解這反映了臺灣人的謙虛,以及對於臺灣國際地位的誤解。臺灣人並不太知道自己國家的非凡成就,也因而缺乏一些自信。但是,這種心態必須改變。就如澳洲之臺灣專家 Bruce Jacobs 所說的,臺灣是中等強國,在國際上有一定的影響力。美國中情局的「世界現況」提及臺灣的人口已超越世界上 77%的國家,而土地面積也大於世界上 46%的國家。臺灣的經濟實力是屬中等強國的水準。而在技術創新方面,臺灣是領導者,美國 USPTO 報導臺灣的奈米技術專利在 2017 年排全球第五名。此外,臺灣的 220 mm 晶圓製造能力則連續四年排名全球第一。臺灣在購買力平價指數、經濟自由度、科技創新與所得分配平均度等,比起很多我們羨慕的歐、美、日、韓、以色列等國毫不遜色。

臺灣是一個熱愛民主、法制、人權的國家。在 2018 年 Freedom House 的各項評比之中，臺灣在全球自由度排名第八（亞洲第二，僅次於日本）、幸福度排名亞洲第一。InterNations Expat Insider 調查還顯示，臺北市排名世界第一，為最適合外國人居住的城市。當臺灣人思考自己國家的未來時，他們必須學會欣賞，並且重視臺灣的非凡成就。而那些願意支持臺灣的人也需要了解臺灣的獨特成就。

　　以英文再看一次，美國在臺協會前臺北辦事處處長司徒文（任職三十四年的外交官）寫的〈學會欣賞一個近代的奇蹟：臺灣〉。念完全文才驚喜發現，原來臺灣在許多領域（經濟、貿易、科技、教育、自由、人民快樂指數……，在世界都有耀眼及名列前茅的成績，甚至勝過許多先進國家，而這些都是最近兩年的世界調查結果。請大家試試以英文念原稿，將會對自己的國家及身為臺灣人為榮。並會感謝上天，讚美上帝，給我們美麗的臺灣！

　　我很感謝寄來的重要文獻，這樣的文章，不分藍綠都應讀應知，也要有信心。以前求學時寫研究報告，常要將臺灣資料與國際做比較，在國際性統計資料中，常找不到臺灣的，因為沒有被國際承認是一個國家，因此未列上，很苦，這位司徒文神通廣大，以其地位的方便，可列舉許多臺灣與國際比較的資料，甚難得可貴，有這些客觀的實際資料，讓那些唱衰臺灣的人可沒話說，因此我收到友人寄來本文後轉寄給 LINE 上所有人，有綠也有藍的，藍營的人更應該多認同臺灣人的偉大。

　　Learning to appreciate a modern miracle - Taiwan: William Stanton
　　https://www.taiwannews.com.tw/news/3640792

18

網路傳來如下的訊息：

近來手機的網路傳訊中很流行 LINE 群組的方法，群組中一人發出訊息，所有人都可接收到，相當方便，我也加入幾個群組，有機會觀察群組中個別的表現性質，形形色色，有所感，乃寫如下短文與群組友人共勉！

「從群組中的學習」。我們每人多少都會加入一些網路群組，這些團體常由某種特殊關係形成，最多最普遍的關係可能是同學與家族，組成群組或群族是傳出的訊息有讓所有組裡人分享皆知的意義與必要，接收者也能以收到訊息為有用並享有樂趣。若傳訊者與接收者不能得到這種目的，可能就會退出。有人退出群組也都會給團體一些衝擊與影響，群組裡的人也常必要稍做檢討與反省，是否有哪些訊息傳錯了，或不該傳，但傳了，而惹人厭。退出者有自由，但若也曾想到會給群組一些挫折，也就可以考慮不輕易退出。這種原理與任何社團與組織的運作意義相同。群組裡的任何人都會扮演一些角色，有兩種是基本的：傳訊者與接受者，其他還可以是贊同者或反對者，但基於禮貌，通常反對者都不會或極少出聲，但敏感的被反對者心裡會有數。一個群組如何運作與表現，與群組成員的素質有高度相關，高素質的群組應都能傳出高品質的訊息，包括引用轉傳，或自己創作傳出的。我經歷多時參與幾個網路群組活動後，獲得一些小心得與感想，與群組成員共同勉勵，希望我們的群組能不斷進步與長進，大家從組裡的人們獲益與享受能不斷增多。

19

　　網路傳來如下的訊息：

　　友人黃院長寄來他主編的《合作信用季刊》最近一期紙本，我收到後，受他自寫的一篇〈研究經濟思想史引發的啟示〉大作吸引，讀後回感想短文如下。

　　今收到《信用合作季刊》第155期，因您厚愛，我的一篇有關許文龍的管理實務也能列刊其中。接到書刊後，被您的經濟思想史鴻文吸引，一口氣讀完，深感敬佩對這重要議題做廣泛深入論述，其中堂奧與趣味尤具自發創見，引入合作經濟思想與佛教思想，這在傳統經濟思想上前所未見，甚具特殊創意且有趣，深感佩服，甚謝！

20

　　網路傳來一則影片，標題為「美議長春季訪臺？對中共衝擊巨大？」影片內容呈現明居正教授與宋國誠教授解說這事件的意義，以及可能影響與後果。朋友仔細聽後，述說他的觀感如下：「我看了這個新聞大破解的全部錄影，兩人對中共有深刻了解與分析。中共是認知戰的高手，這是五千年歷史鬥爭所留下來的經驗。明居正跟宋國誠兩位教授的論述，非常深入，可信度很高，明居正這位學者說話比較客氣，對一些藍營的人士做中共幫凶，說是不懂，其實可以感覺到他不是不懂，而是故意說的。」

　　我深感這則影片對教育臺灣人極為重要，正如前美國在

臺協會理事長司徒文所說，這對不太知道自己國家也缺乏自信的臺灣人，做了一番解說教育，使臺灣人可以了解目前臺灣所處局勢的改變，要能更加樂觀，也增加一些自信。

21

友人每日早晨會寄來他自拍的室外景物照片，並附早安問候，這次寄來的景物是一棵開放白花的灌木。

我回覆：「早安，不知名的花草真多。」他則回傳：「只有上帝清楚。」我再回覆如下：「上帝造物，卻常由人類給它命名。人類給萬物命名，對許多不知名之物，最終都會給一個。」朋友最後的回話也很有意思：「給萬物命名是對萬物的探索，也是一項挑戰，必是興奮的過程，因有名分，萬物也得以永續存在。」

22

友人傳來訊息，要回嘉義故鄉參加親戚的喪禮，並要提前一天南下，先乘機到附近的布袋港走走，翌日清晨參加喪禮。

我說回故鄉，悼念親人，既喜亦悲。布袋之行，我有兩次記憶：一次是當內政部區域計畫委員時，與當時縣長塗德錡等一起去看布袋港的開發；另一次與母親及舍弟同去郊遊吃海鮮。布袋的居民與我同姓蔡的最多，約超過半數，我的老祖先可能也從那裡二次移居到我村子的。長輩常與布袋的

人認宗親，小時有一位賣蚵小販常從布袋挑著鮮蚵步行十餘公里到吾村中叫賣，我祖父及其他親族長輩都會與他認親。

23

友人傳來一則影片，拍攝廈門鼓浪嶼一處由臺灣人建造成比蘇州園林還牛（壯觀）的莊園「菽莊」。

我看後問他，會不會是板橋的大戶林家造的？他們在園中豎立媽祖大石像，除因與祂共渡驚濤駭浪的海峽，想必也因祂是同宗同族的林（默娘）家人。得到的回覆是：「對豎立媽祖石像的評述是好評。這莊園的建造者正是板橋林家，菽莊花園的後代有經濟學教授，人格很好。」

24

友人轉來網路上一則名為「豐盛之城」（Formosa Wonderland）影片，並對影片中到處找尋拍攝外景的名導演魏德聖的精神，做了如下的評述：「使命感，能激發個體的生命力，使其轉換成無怨無悔的熱情，並藉此，促成群體的覺醒與行動。魏德聖應該就是這樣的一位了不起的知識分子。知道自己從何而來，才能知道自己該往何而去，臺灣的歷史。我們在國民教育中被灌注的，全是中國史觀的述說，而這套國民黨編織出來的述說，又因為幾乎所有人在離開學校後，就不再閱讀不一樣的歷史書，所以國民黨告訴我們的臺灣歷史，也就很自然地永遠左右我們的認知，以至於我們要爭取

並穩固我們的自主權時，不僅面對了強大傾中者反撲，甚至我們還得用力清理自己心中的中國情結，而在確認臺灣人自己的定義時，我們也因少有文獻紀錄而陷入困境，最終只能用強調二二八之類的政治迫害，作為族群認同的軸心。我也信奉要找到自己，得從源頭開始，用先民在這島上，面對自然與人文環境，以及世界海權的波浪所走出的道路，譜寫我們自己的臺灣故事，建構能凝聚我們族群認同的臺灣史觀。過去數十年，已有一些臺灣英豪，在文字上、在挑戰國民黨的威權上、在今日的抗中行動上，逐漸展露臺灣人的本色，而魏德聖，自製作《海角七號》以來，就用他的方式，鎖定探索被遮蓋、被遺忘的臺灣軌跡，這的確是令人振奮和感佩的事，重返四百年前的臺灣，重現多彩豐盛的臺灣，這將帶來我們族群更多的自我啟發和驕傲，對於認同的強化，無庸置疑。他的計畫，一定要支持。」

　　我對評述者感到佩服，佩服他對臺灣史觀的重要性，及展現方式有深刻看法。對於臺灣史觀我很贊同不一定要鎖住臺灣自主的歷史事件，應可擴展到以臺灣立場與觀點認識和了解，對當前及今後臺灣的社會、經濟、環境與政治事實都應包含在內，這樣看就有更廣闊的主張和談論臺灣自主空間。

25

　　同學群組中一位移居美國者，傳來他的孫子最近和兩位同學參加國際大提琴鋼琴三重奏比賽，獲得第一名，其他群組紛紛向他恭喜，其中有一位成員進一步感慨如下：「很感

慨，在臺灣的小孩就沒有這麼幸福了，從小就準備升學，唯一目標就是考上醫學院，尤其是臺大醫學院。」看過這些訊息後，我對這可喜消息連帶的回覆是：生子生孫能如此傑出，很驕傲，也會快意。臺、美兩地生活環境不同，大人價值觀不同，影響小孩子的走向與發展也不同。臺灣內部的環境與價值也在變，大學生學醫的價值與志願還是第一，但想學如台積電的半導體科技、能賺大錢的企業管理，或想穿著光鮮亮麗時裝上媒體的新聞主播的傳播學科也漸受寵愛。

　　後來原傳遞他孫子喜訊的同學友人的回覆關於臺美人價值觀改變的感想如下：「我們早期（1950年至1970年）來美國留學後成家立業的臺美人，一般都遵循在臺灣求學時代父母給予我們的『教訓』，同樣要求自己的小孩要認真念書考好SAT，期望進入大學名校或醫學院。這是臺美人的第二代，但是最近幾年，尤其是新冠病毒疫情持續的這三年，我個人已經看到有明顯的變化，從我這三年來觀察每天出現在電視新聞或被專訪的醫生和醫學專家中，發現這種行業已經被印度人、女人，甚至是黑人和中東（伊朗）人取代成為大多數（Majority）。醫學院對較年輕的臺美人（第三代）好像沒有像他們上一代那麼有吸引力，這和他們擔心醫療專業人員被新冠病毒感染的高風險度有關也說不定。另外，現在更多的年輕人比較喜歡大學畢業後自己出去創業或到華爾街（Wall Street）工作，雖然要面對的挑戰和困境重重，但如果能克服萬難而事業成功時，他們所得到的榮耀和報酬會是超人幾等的。AMD的CEO Lisa Su蘇姿丰和NVIDIA的CEO Jensen Huang黃仁勳是目前臺美年輕人最崇拜的偶像。」

26

　　立春時節，天氣轉暖，花卉大開。平時於早晨經網路相互問安的朋友有的在寄語中也含有花開照片，有的拍攝自山上的櫻花，有的拍自路邊的野花，有一張是同一分枝上綻放兩朵粉紅色的穗形花朵，旁邊附註早安與惜緣的幾句問候語：「每天問候都是心中尊敬的人，都是心中珍惜的人，都是心中思念的人。」

　　看了最後一張問候照片之後，我心有所感，回覆如下：「我與每天相互問候的每一人，就像照片中的兩朵鮮花，並立生存，互相襯托，互相照映。」

27

　　近日有關我國駐美代表蕭美琴在媒體上的談話，尤其較多在美國的媒體，包括報紙及網路錄影的傳播，這與中美關係日益緊張，臺美關係更加緊密有關。經由蕭代表的文字與口頭上的發言，多半讀者與聽者都讚賞優秀，紛紛傳來相關訊息與感想，存留兩項於下：蕭美琴當駐美大使有很多優點，她是女性，說美式英語及用美式思考，年輕且主動，豐富的臺灣政治經驗，又受蔡總統的信任。《紐約時報》說她是最具影響力的駐美大使之一，是臺灣最佳外交官。蕭美琴，曾促使美國會 425 票比 0 票，全數通過挺臺！

　　我的觀感是：臺灣有此能言善道的駐美大使，美國沒有不增強支持臺灣的道理。她又有道地的美國母親，必能增強

美國人的喜愛與認同。

28

　　近日美國上空發現一個大氣球，成為美國及世界的大新聞，這個氣球被證實是中國放送蒐集戰略情報資料的，今天拜登總統下令擊落。事後有朋友經網路表示他的感想如下：美中雙方都在與時間鬥爭，美國需要時間和事件把自己與聯盟的戰鬥意志準備妥當，而中國則在維護至今的崛起戰果之外，也要嚇阻美國聯盟的反中力量，在這方面，中國只能示強，不能示弱。此外，中國應會強化中俄聯盟，不直接介入俄烏戰爭，但在其他地域肇事，多少牽制美國的援烏力道，也是對俄的支援。中國已知難以在世界扮演良善角色，那就當惡人也無妨，反正大國政治講的是拳頭的力量，而西方則是商人當道，商人的愛國主義向來搖擺薄弱，西方政治多受商人左右，光靠民意，並不那麼容易形成徹底抗中的政策，這些也是中國示強的本錢。

　　菲律賓的歸隊，是個極為令人振奮的發展，的確，要抑制中國稱霸，堪稱是人類歷史上最高難度的任務，另外有幾個個人關切的問題，卻是美國難以影響，但其狀態則是無比關鍵的，比如臺灣內部傾中勢力的反撲力道升高、日本社會的普遍厭戰和避戰、中俄聯盟的日益強化等等。我總覺得，立法權的運作是最能展現政黨願景和決心的領域，但柯建銘領導的民進黨團，長期只重權謀，幾位被以為有道德良心的不分區立委，似乎也屈服於黨團運作，於是表現出來的，依

舊是放棄對理想與捍衛公義的系統性敘述，這讓臺灣社會普遍的感受的是，除了抗中，民進黨和國民黨的差異實在不大，並不能提供令人民在安身立命上有所感動的法門，這是當前臺灣內部的重大危機之一。

我也湊個熱鬧，表示一點小意見：看美國的覺醒，川普也不無功勞。習共自作孽，不停對臺文攻武嚇、戰狼外交的蠻橫作為、企圖巔覆美國要由自己領導世界的野心、新冠肺炎的事端、二十大後稱帝成功等，致使全世界，尤其是印太地區的鄰國飽受威脅，也都是促成美國加強抗中保臺決心的形成，自尼克森以降，幾任總統親中的幻想為之破滅。最近俄烏戰爭給世界，尤其是歐美民主大國的啟示，認清共產主義與制度的恐怖，這些所謂世界局勢的變化，秩序破壞，始作俑者無非中、俄兩兄弟。造成這新局勢，帶世界走入戰爭危險境地的是它們，若有一天共產體制再度像前次俄共解體一樣崩潰，實也不能怨天尤人了。臺灣對間諜通敵無法律約制，這是當前最需要立法的要點。以前戒嚴時期，有匪諜死罪的規定，也許過於嚴苛，如今任由五星旗在西門町飄揚，通匪言論在國會殿堂及各種媒體暢談，都無法可管，主政與立法者也視若無睹，真是匪夷所思，難道無失職之處？國民也未有公開討伐與建議，難道是眼盲、畏懼敵人或喜愛等死？

29

我接到訊息，認為對國際現勢及臺灣的安全分析，《新聞大破解》是最好的節目。邀請的來賓對中共的思考模式及

實際情況都有深入的了解，因為是同種文化，所以對中國人厚黑奸詐的言行比西方人較有經驗分辨。我相信他們的說法，中共出兵攻打臺灣的機會是很小的，臺灣最佳的做法是增強自己的軍事實力，並與理念相同的國家結盟，以產生嚇阻效果。假如一味求和，就中了中共的圈套，後果不堪想像。

　　對此，我表示所言甚是，很不幸，臺灣人中故意扭曲、裝傻、偏激者為數不少。

第四篇　2023 年第一季

① 傳問為什麼立法院過三分之二，但基層對戰是 2 比 8？我回以時空改變，兩地的比例也顛倒。乍看不合理，實際上很合邏輯的。更精確的因素還有四項，一、選舉制度差異，立法委員選舉採單一選區兩票制，可能導致席次與政黨總得票率不一致。二、選民投票行為不同，對地方選舉較注重候選人的個人特質。三、候選人因素，地方選舉候選人個人因素相對較重要。四、時局不同，社會氛圍不同，選舉結果也會不同。

② 友人看美國的覺醒，川普也不無功勞。習共自作孽，不停對臺文攻武嚇、戰狼外交的蠻橫作為、企圖巔覆美國要由自己領導世界的野心、新冠肺炎的事端、二十大後稱帝成功等，致使全世界，尤其是印太地區的鄰國飽受威脅，也都是促成美國加強抗中保臺決心的形成，自尼克森以降，幾任總統親中的幻想為之破滅。最近俄烏戰爭給世界，尤其是歐美民主大國的啟示，認清共產主義與制度的恐怖，這些所謂世界局勢的變化，秩序破壞，始作俑者無非中、俄兩兄弟。造成這新局勢，帶世界走入戰爭危險境地的是它們，若有一天

共產體制再度像前次俄共解體一樣崩潰，實也不能怨天尤人了。臺灣對間諜通敵無法律約制，這是當前最需要立法的要點。以前戒嚴時期，有匪諜死罪，也許過於嚴苛，如今任由五星旗在西門町飄揚，通匪言論在國會殿堂及各種媒體暢談，都無法可管，主政與立法者也視若無睹，真是匪夷所思，難道無失職之處？國民也未有公開討伐與建議，難道是眼盲、畏懼敵人或喜愛等死？

　　我回以所言也是，其實現行法律中非無規範間諜行為，只是較少大規模執行。刑法中的內亂外患罪、國家機密保護法、國家安全法等都是重要的法規，但執行上不無困難問題，如因歷史與政治因素，容易被指為侵犯人權。法律門檻也高，取證不易。政黨對立，也容易導致執行力被淡化。但為國家安全計，不強化恐也不行。此外由加強社會教育與民間參與制裁，也非常重要。

③

　　在美友人傳來一則影片，是他與他的友人赴加拿大洛磯山脈拍攝雪景的數張照片連接而成，片中的風景遍地是雪，極美。我看這位仁兄很能欣賞雪景，必也很能耐寒。北美洛磯山脈的美景可媲美歐洲的阿爾卑斯山脈。

④

　　網路傳來在 2013 年 2 月 11 日由曾經擔任美國在臺協會

臺北辦事處處長楊甦棣,投稿給《美洲台灣日報》的一篇文章,題目是「烏克蘭戰爭對兩岸關係的影響」,因為文長,以下只摘錄其大意:這場戰爭由俄羅斯強人普丁決定開戰,至今造成烏克蘭人民無止境的苦難,俄方死傷也超過20萬人。其對兩岸關係的影響可從幾方面看:(1)在2012年初,普丁與習近平會晤,是否向習近平透露有意入侵烏克蘭並討論到臺灣問題是個謎,但不可能不談,因而對兩岸關係也必會有影響。(2)烏俄戰爭目前陷入僵局,對習近平圖謀奪取臺灣的計畫也必會有影響,世界輿論一面倒向譴責普丁,這讓習近平會做何感想?(3)戰爭是否導致臺海局勢的緊張?但臺海的緊張是事實,已引發美國國內兩黨及人民都一致堅定支持協防臺灣,也影響日、澳等國,乃至全世界許多國家都擔心臺海危機對自身生存的威脅。由烏俄戰爭中,世界多國家都傾向支援烏克蘭,也給習近平警惕與啟示。(4)目前中國經濟發展停滯,習近平的親信對他準備終身成為領袖,也不心悅誠服,戰爭必使他及帶領的國家雪上加霜,更加處於險境。(5)臺灣不論今後的總統及政治結構如何改變,面對習近平的企圖,最佳的選擇是與華盛頓建立穩固的關係,也進一步與鄰國的日本、印尼、越南、澳洲、印度等強化交往,就能降低遭遇浩劫的機率。

　　我的觀感是習近平很像普丁,普丁發動戰爭造成俄、烏兩國軍民死傷無數,罪大惡極。如果習近平真的發動攻臺戰爭,也將造成兩岸許多軍民的死傷,其自以為統治臺灣可使其歷史留名,千古流芳,事實上,他能留給後世歷代的,將會是他的臭名,希望他能好自為之,不踏上普丁

的後路才好。

5

　　群組有人傳來一音樂短片，名稱為日本老人的「銀髮川柳」。我回以本人才疏學淺，不知「銀髮川柳」是人名或另有含義，只知歌聲悅耳也熟悉，乃回以這配樂不陌生，也有臺灣版的，只是如老人常說，忘了曲名了。兩位友人分別告知臺語曲名有兩個：一為恨世生；二為昨夜夢醒。前者是由布袋戲教主黃俊雄命名，經戲中悲劇英雄角色史豔文唱出；後者則較時髦浪漫，都很動聽醉人，欣賞有味。

6

　　傳來「臺灣簡訊類得獎作品」的訊息：
　　首獎：兒子，既然可以上網吃到飽，晚餐我就不煮了！（媽媽留言）
　　二獎：乖女兒，妳這個月信用卡帳單已收到，刺激歐洲經濟非汝一己之力可及，宜審慎採購、量力而為。（父字）
　　佳作：兒子，你要錢可以，但是連詐騙集團在要錢之前，都會先聊一下天吧！
　　佳作：老婆，家裡的事妳說的算，我說的「就算了」！
　　佳作：兒子，你叛逆期又怎樣？老娘現在更年期，誰怕誰啊！
　　得獎：天下本無事，除非看電視！

得獎：我們在臉書上問候彼此；卻在見面時低頭玩臉書！

得獎：唉！只剩廠商記得我的生日！

我看完這些手機簡訊得獎答案後有感，乃寫下列幾點註解：（1）徵答者的選擇勢必會影響日後行為者的效法；（2）觀看八則得獎答案內容盡是充滿輕挑、不耐煩、哀嘆、無奈與不滿，反映今日世人與他人對話缺乏真誠耐心；（3）兒女給父母回話缺乏尊敬與誠懇，反映今日年輕世代倫理道德淪喪或減弱；（4）父母也少能以有效的言語教化子女的德行；（5）夫妻對話也缺乏愛意與體諒，也反映最親近的人相待未能誠懇與體貼；（6）朋友與夥伴的對話也未重真誠和義理；（7）綜合世道人心不再講究倫理禮儀，不無道德淪喪之危；（8）也許舉辦徵答給獎有特別傾向輕鬆娛樂的特殊意義與用意，但得獎標準會有示範作用，舉辦者選取獲獎答案不能不思及此，應要小心選取；（9）也許所有答案都與得獎者類似，未有較正經合理者，那是世道日衰，就更可悲了。

7

中學同窗曾教授的夫人名畫家王女士，傳給群組她近畫三幅還未簽名的玫瑰花新作，註明這些是她經過極度恐懼絕望，聽不到音樂也看不到美的事物之後，到丈夫的病情有了轉機，音樂與繪畫再度出現，當為滋潤心靈的作品。

我看了之後回覆：雖然畫未簽名，但畫風獨具一格，給人一看就知出自哪位名家之手。我雖未能如您內心深刻體會

與感受，看著深愛的親人經歷與生命博鬥時心情的變化。當生命有了希望，心情變好，再畫出如此美好作品，實甚難得可貴。

8

　　戰爭與政治議題成為近日中外媒體議論的重心，網路傳訊也多與這些議題有關，主要因為長達一年之久的烏俄戰爭於近日有升溫之勢；中國內部的政治變化事件也多有發生；美國於前些日擊落自中國放送的高空偵測氣球；臺海的緊張局勢未能減緩或消除；2024年美、臺的總統與國會議員大選逐漸接近，臺灣的各重要政黨已至快提名候選人階段，這些情勢使得媒體每日都以有關戰爭、選舉，或其他的政治議題為討論要項，政治要人固然都以這些事件而忙碌，一般百姓也為這些訊息及衍生的報導與討論所圍困和牽連。

　　吾感人非為名嘴，無意對某一事件加以評論，只對戰爭及政治兩事提出些許個人觀感：戰爭是人類極殘酷悲慘的行為，傷害人類寶貴的生命及和諧關係，破壞得來不易的努力建設成果，終使許許多多的人陷於苦難的生活，為絕大多數的人所不喜歡。但是自古以來，世界各地都常發生戰爭，主要常由野心的政治或軍事領袖因個人的權力利益而發起，目的常在迫使被攻擊者屈服於自己的意志，文明人與國家則常想盡辦法嚇阻戰爭，有時不得已因遭受侵略攻擊而應戰，其罪過與否與大小，就不能和野蠻發動者等同視之。政治雖然是人類為能順利過集體生活所必要與運作的制度，但其中詭

譎多變，好的制度與政治家的作為能使國家社稷太平盛世，不好的制度與政客的惡行則會使國家社會動亂不安，子民生活困苦。自古以來政治良好的國家與時代固然是有，但不良的也很多，常因野心家占領政治要津，倒行逆施，暴政連連造成。當為小老百姓者，無不希望為政者都能體恤天下蒼生，勤政愛民，少做私人利益考量，多為國民大眾設想，是幸！

9

有人傳來四張街頭人群排隊的照片，前三張都是大排長龍，且秩序良好，最後一張則空蕩蕩的，沒人排隊。四張照片都有註解，分別是第一張註明「可以花六十小時排一蘭拉麵」；第二張的註解是「可以花一下午排電信499吃到飽」；第三張註明「可以忍受烈日豔陽排蛋黃酥」；第四張則註明「不能忍受排隊買個快篩」。朋友問我為何有如此群體行為？

我思索一下，回以：強烈對照，自私的人類，心甘情願的寧死無憾，被迫不願做的事，一點也不能忍受。不能忍受排隊快篩，有其堅持，也有其劣質。

有人讀過回覆後，再傳來新疑問：自私是人的本性之一，但各地的群體行為不盡相同，是否與臺灣的制度面、文化面有關？還是教育面和價值觀呢？能否和日本或其他文明的代表地區做比較？

我也認為匯集社會上多數人的共同想法與行為，即成社會價值，經久就成習慣性的社會制度與文化。臺灣人有許多

可貴的價值觀念，確也有不少不敢恭維的壞念頭與壞習慣。教育原是可教化人培養與改變觀念、習慣及價值的有效方法，但臺灣近代的教育朝向教導人科學新知，改進物質生活條件的分量較多，幫助人改善內心想法與做人方法似乎偏少，受教者對調整心態的道德教育也較不看重，社會就會出現許多自己想要、別人不要的缺德行為與文化表現。世界各地人的群體行為必有相同與相異之處，會相同，因為同是人類，自然有人性的共通點，不論是什麼樣或哪一國家的人，都會愛做自己喜歡的事，像寧願排長龍吃拉麵、吃到飽，或買蛋黃酥，因為他們從心底喜歡，但不願排隊去買快篩，因為壓根覺得快篩有不得已被壓迫之感。日本人有其特殊的行為特質、價值觀念與風俗習慣，可歸因其自然環境、歷史背景與現實的政治秩序、社會規範等綜合因素所造成，菊花與劍一般被認為代表日本人既柔美又剛烈的國民性，二元也矛盾。臺灣人的國民性又是什麼呢？也許更複雜，不僅二元，而是多元，既受過日本人的薰陶、中國人的感染、原民化的根基，甚至有早年歐洲人的遺風，及近代美洲人的影響等。與日本人比較，有同是海島性格的相同點，但也必有相異之處，雖然日本統治臺灣長達五十年，但臺灣畢竟未被其完全同化。

10

網路傳來一位在臺烏克蘭人寫給名作家苦苓，題目是從烏克蘭看臺灣，信內容如下：親愛的朋友，謝謝你寫信來關

心烏克蘭的情勢，現在俄羅斯大軍壓境，確實是「山雨欲來風滿樓」，我的同胞們都不希望發生戰爭；但是如果敵人真的入侵，我們也都準備好用生命捍衛自己的國家。我們的社區已經組織了民間自衛隊，不分男女老少都有人自願參加，正在向政府申請武器，並請退役軍人幫大家做訓練，每個人都下定決心和侵略者決一死戰。你從臺灣看烏克蘭感到憂心忡忡，我從烏克蘭看臺灣，反而更為你們感到擔憂。烏克蘭沒有加入北約，所以北約各國，尤其是美國不能在烏克蘭駐軍，只要俄羅斯的軍隊沒有踏進我們的國土，美軍也不能有什麼動作；但如果俄軍大舉揮兵長驅直入，駐紮在我們邊界國家的 3,000 名美軍根本無濟於事；而美國或北約的主力部隊很可能還沒動身，我們的首都基輔就已經淪陷了（雖然我們必將誓死抵抗）！

　　臺灣的處境又何嘗不是如此？美軍一樣不能進入臺灣，甚至離你們比我們更遠！最近的港口不是在日本的橫須賀，就是在關島，如果中國真的大舉進犯臺灣，美國的航空母艦趕來的時候，應該也是「大勢已去」了，何況臺灣的人民是否像烏克蘭人一樣，個個都願意上戰場保衛自己的國家，從你上封信提到的民調數字來看，似乎也不怎麼樂觀。我記得學過一句成語叫做「天助自助者」，要是臺灣人沒有決心為捍衛國家而犧牲，那麼又有誰能幫助你們保護自己呢？更何況，我們烏克蘭人有強烈的國家意識，即使是平常習慣講俄語的人，也絕不會自認是俄羅斯人。所以俄羅斯現在是我的鄰國，但如果真的出兵侵略我們，就絕對是勢不兩立的敵國：對於這一點，全國人民不會有一絲絲的懷疑和動搖！

所以我很不能理解的是：臺灣明明從來沒有屬於過中國一天，中國也管不著臺灣的任何事情，再加上中國天天叫囂著要攻打臺灣，那麼中國 100%就是臺灣勢不兩立的敵國，但為什麼還有一部分臺灣人始終認為自己是中國人（這也是你提供的民調數字），甚至還希望和專制獨裁、毫無人權的中國變成同一個國家呢？烏克蘭曾經被蘇聯強制併吞，被蘇聯共產黨害死了幾千萬人，所以全國人民都非常清楚：只有真正屬於自己的國家才能保護人民。恕我不禮貌的說：臺灣有些人似乎覺得被中國併吞也沒關係，也不想拚上性命來捍衛臺灣的主權──這樣看來，你覺得烏克蘭很危險，我卻覺得臺灣比我們危險多了！當然希望這一切只是我的多慮，我雖然在臺灣很多年，但是對這一種「臺灣中國人」的了解還是遠遠不足，希望有機會能搞清楚。因為老實說：臺灣的政治經濟各方面都比烏克蘭好多了，但為什麼會有那麼多臺灣人不想要有自己的國家？這實在太不可思議了！希望下次你回信時能解答我這個疑惑，也希望我們兩個國家都能平安地度過危機，上帝保佑。

　　讀後我批以好文，所有臺灣人都要讀，並深思。

⑪

　　已退休的臺大高等社會人文研究院院長黃俊傑教授，與我自少年時服膺吾師楊懋春教授學問，學生時代也曾修讀楊教授開授課程，近知我將出版一本摘述自楊教授兩本英文書的中文小冊，向我索取書稿閱讀，並寄來他在多年前寫的一

篇介紹楊老師對臺灣農村社會研究的論文。我讀完後簡寫回覆他如下的批註：

俊傑兄，讀過大作宏論，兄對楊老師有關鄉村研究的看法詳實獨到，甚感敬佩，文中提及楊老師運用歷史觀點及整體視角的研究方法，的確是他研究社會學的一大特點，這與他對歷史研究的興趣濃厚，根基良好有關，也因他看事都能顧及大局，不鑽牛角尖。這種整體觀與人文區位學理論觀點相當吻合。我在國外進修時有機會接觸到人文區位學的領域，覺得很重要，也很有趣，楊老師本來對這種學問就有想法，在我回國時見我帶回一本曾任教密西根大學的人文區位學家 Ames Hawley 所著的人文區位學經典書籍，楊老師拿去翻閱後，也自寫一本人文區位學。人到老時回想一生求學過程，深感能獲良師的指導，非常幸運，您必也有同感。

12

網路傳來一則新聞政論節目的影片，報導及論述在烏克蘭空襲警報中，美國總統拜登搭乘空軍一號飛機降落烏克蘭首都基輔。此行是美國國務卿布林肯與中國外交部長於 2 月中旬在慕尼黑會議見面後，短時間內兩國要員再度會面，主要目的是宣示提供烏克蘭多項戰略武器及設施。

我認為這是高度危險的不尋常舉動，後續必有非常重要性的發展，對俄烏雙方、美中兩國、我們臺灣、各關聯的西方國家等，以及世界整體，應該都會有不同的影響，會產生不同的效應，值得觀察，拭目以待！烏俄戰爭會因而增加熱

度或即將停止消滅？誰勝？誰敗？美中是否即將開戰？臺海兩岸對峙溫度是否升高？西方國家將會如何改變插手策略？都是觀察要點。

13

在美友人轉來一篇題為〈旗子與旗手的差別〉專論，該文是臺北《自由時報》總編輯鄒景文所寫，原刊登於《自由時報》，由《美洲台灣日報》轉載。內容要點在闡明即將選舉的總統角色，要能理解自己是掌旗旗手的負責人，而不是被人拿著搖撼的旗子，不能明白這種分別的人就沒資格參選。

我說旗手與旗子之論是自主和附庸或被併吞之說的同調翻版，臺灣的政黨及其可能總統候選人的主張，表現出旗手與旗子之別已相當明顯，不少人民卻不能分辨兩者意義的差別，有識的媒體與政治社會領袖當務之急，是要經過教育和一切有效的方法影響國民能有辨識能力，並實踐在投票行為上。不少臺灣人願當旗子，在其性格中最要命的是盲目跟隨的奴隸性，知識分子並不是分辨不出棋子與棋手的差別，常因利慾薰心，為爭名利，能撈就撈，忘掉對錯價值，不認真去分辨。

14

網路上傳來許多位股票名師招攬學生，報強勢股明牌。我常聽聞股票的詐騙很多，不知這種名人擺出的架式是真是

假，乃試以寫道：××先生：在網路上看到您講解股市知識外，還常聽您講述民間俗語，很佩服您多才，慶幸能得而欣賞。同是南部農村子弟，您能在繁華複雜的大都會創出一片天，雖非僅有，著實也不容易，令我敬佩。看到您的股票教學計畫後，感到想在股市上賺錢的人很多，但虧錢的人也不少，就是有賺，畢竟也是身外之物，因有這些好奇與疑難，想要了解名家如何指導大眾，若無不便，請提供資料，以便學習。

他回問我入市多久，我說一些時間，一邊學習，一邊小玩。他提示我投資是一門學問，用心才能賺錢，他希望我接下去跟著他賺錢的同時，可多學習一些知識，豐富自己，剛好近期他們的工作室有導師在線上開設培訓班，要我可以好好學習一下。這提示認真，也很確實。我這一生除了教書，拿固定薪水，以及寫稿得一點稿費外，少分心與用心在投資賺錢上，雖經這樣專業的提示，並不確信自己是能做好投資的料，更不敢確信網路上的這些名師是真人或化身，還是謹慎為是，好奇試問一下就好。

15

友人心血來潮，突然對小時候灌過、吃過的肚伯仔或肚八（土蟋蟀）表示懷念，來訊如下：1982 年，回臺南鄉下，路過六甲鄉時，曾在六甲的某家小吃店，嚐過一盤炸肚伯仔，美味，不知現在是否還在。小時候與鄉下遊伴，也會灌出幾隻肚伯仔，挖空肚子，塞進甘藷，烤來當零食，當時也曾分

享過，記憶猶新。

　　我回以肚伯仔或肚八是臺灣南部很特別的生物與土產，曾經普遍當作桌上食物，除了美味可口外，也因不難取得，農家餐桌上常會出現，鄉村小餐廳也常有供應，臺南著名的走馬瀨休閒農場曾一度以這食物當成特別名菜，吸引顧客。肚伯仔的生存是經挖地躲藏在洞中，捉捕牠們要用水灌，逼其走出。自從土壤被肥料及農藥等汙染程度加深，這種昆蟲隨之死亡，如今存活量已大為減少，加以灌水過程費時費工，今人想要再品嚐已不容易。

16

　　網路媒體突然出現一則新聞，內文如下：疫情過後，為吸引更多國外觀光客來臺旅遊，交通部竟訂定補助自由旅客及旅行社 5,000 元到 2 萬元不等的補助款，這可讓民眾大為不爽，跳腳直說為什麼不補助國人國內旅遊，砸錢送給外國人來臺灣消費？這只會讓觀光飯店住宿價格越漲越高，國人都住不起，只能看著外國人爽玩！因應國境開放，交通部訂定今年來臺旅客 600 萬人次目標，「疫後強化經濟與社會韌性及全民共享經濟成果特別條例」預算明天將送立法院，其中包括「加速擴大吸引國際觀光客方案」。交通部表示，方案內容為來臺自由行旅客獲 5,000 元消費金；旅行社送客每團獲 1 萬元至 2 萬元；旅宿業若提供房務、清潔新進人員一定薪資，給予雇主每人每月 5,000 元獎助金。行政院通過「疫後強化經濟與社會韌性及全民共享經濟成果特別條例」，共兩項

納入促進觀光方案,交通部長王國材先前表示,在「公共運輸補貼」的通勤月票約有三年 200 億元、觀光運輸有 25 億元;「加速擴大吸引觀光客來臺方案」則有 60 億元,其中也包含用於補貼觀光業房務薪資。對於交通部推出的補助方案,針對補助國際旅客來臺的消費金,民眾大感不爽,留言表示:為什麼不把錢給國人參加國旅呢?把錢留下來遠勝過把錢給外國人!更有人抱怨:「超收稅金,退給老百姓 6,000 元就好像大恩大德,推三阻四,還要等到 4 月,給商人就大手筆,這個政府對人民就是這麼不友善。」對於這項政策,有友人也表示欠妥,不以為然,因為臺灣境內旅遊國人遠比外國人多,且觀光旅館業者多為有錢富人,與其花錢補助外來遊客及觀光旅館業者,倒不如補助國內旅客更為有意義與必要。

我也覺得此一措施值得商榷,在大選快到之前,這種花錢又會引起民意反感的行政措施,新中央執政團隊實應謹慎,誠摯建議有重新檢討的必要。

17

在美國朋友傳來:看到臺灣缺蛋鬧成大新聞,真是奇蹟,好像不是我認識的社會。美國加州缺蛋已經幾個星期,我們這裡也缺貨,都不是新聞,也不是每家都缺貨,要看供應商的情況。昨天去 Costco 買到兩打一盒的蛋,價格是 7.89 美元,才發覺比去年價格大約增加將近 50%。

我回他,照這價格折算是 24 顆蛋,售價新臺幣 240 元,每顆 10 元。我在附近傳統菜市場買 10 顆,一斤多一點,要

價 80 元，平均一顆 8 元。去年買約 50 元至 60 元。這陣子臺灣雞蛋缺貨，有將原因歸為天冷，老母雞下不了蛋，也有網紅說是故意造成缺貨，為了進口日本福島附近生產的輻射蛋，這種說法也不知是真是假，但對執政者的殺傷力不小。總之，雞蛋是農產品，缺蛋的政治責任就要落到農委會主任委員身上，就會叫他下臺。這次民進黨選敗，蘇貞昌擋不住民意的反彈下臺，內閣閣員更換很少，包括農業部門，在野的國民黨很不滿意。事實上換了政黨，所用之人出處常是同源，管農業的常是臺大或興大農經系畢業後留美或留德的博士，有時也起用退下的農業大縣縣長。同源不同黨在做法上可能會有不同，有時差別也不大。

18

近日媒體報導，嘉義東石地區台糖公司的 77 公頃人造林地將被砍伐種電，台糖事先未與當地居民溝通，引發當地居民嚴重抗議。友人一向關心環境，來訊表示他不表贊同的意見，訊息大意如下：在這篇報導中，看到台糖、廠商，用人民不懂和未能參與的法定程序，去規避否定農民為了維護自身的生活和財產安全而貿然決策，附近農民心中必有關切和迫切想獲得解惑的焦慮感，這到底是決策者無知、無能，或是公務員和廠商的劣根所致？建設綠電，大家贊成，但必然會有受到負面影響的族群，讓當地居民知道種電的必要性，並給其適當補救和補償，是推動政策時無法規避的工作，少了這個，民怨必定累積，好事也只會轉成壞事了。

友人對於政府推行農地種電的各行政部門未能十分協調，有點不平，另表示他的見解如下：從推動綠電這類事件，我看到執政府的分工合作有些錯亂，這包括部分政府部門對綠電的認知和熱力低落，該承擔責任且有經驗的部門躲到背後，把非主事又無經驗、能力不足者推到前線，前者是經濟部，後者是農委會，這表明行政院不無安排與協調上失能。電源開發向來就由經濟部的能源局和臺電掌管，他們有權力、有各類資源、有知識、有經驗、有人力，但在許多綠電的開發案裡，由於土地或地點取得的障礙，竟然轉個彎，把非此項專業的台糖和農委會推到第一線，前者卻又不與之同步進退或提供支援，導致由外行人獨立面對問題，尤其要面對受影響者抗爭的問題。看來，這不僅不符行政倫理，也浪費既有累積的能力，能發揮卻沒有發揮，就看不到有效能的組織運作。

我認為海岸植樹的這片林地，可能是多年前政府在特定農村建設計畫下的重要措施之一，目的在防風，保護較內陸居民的安全及農田減少風害，增加生產，如今要貿然加以砍伐破壞，真是白費當初的用心，也有損附近居民的利益，擁有土地所有權的台糖公司未能注意民利與民主程序，也遺忘當初政府的德政。未能事先與民溝通是一大敗筆，確實有必要再慎重考慮，做一些較能被居民接受的補救措施才是。關於種電生產過程，政府各部門合作失調的問題，行政院整體要能縝密安排與協調展現效力，不能只由掌管農地的農業部門及經濟部屬下的台糖公司等面對居民的抗爭，其他相關部門甚至更高的行政院都應一起負起撫平的責任。

19

　　群組傳來故事一篇，題目為「最美麗的心是同理心」，情節生動感人，但文字稍長，僅摘要義如下：一個小男孩上學遲到，慌忙跑到學校，被老師逮個正著，大吼一聲叫小男孩罰站，小男孩嚇到尿褲子，坐在鄰座的小女生不動聲色，故意打開水壺，將水倒在男孩身上。多年後，男生事業有成，與這位女同學重逢，結成夫妻，婚禮上男生公開在學那天身上被水壺的水弄濕是她故意的，從那時開始，我就愛上了她，這祕密惹得參加婚禮的同學大笑。

　　我批註，同理心即是心與道理同在，而此道理是合乎天下皆通的大道理，通自己，也通別人。己欲他人之欲，故能欣賞他人所長與所為，己不欲，他人之不欲，故能替他人遮羞與遮醜。由是此心就能演變成同好心、同情心與同德心，能與他人成為友善的夥伴，合群的搭檔和體貼之友人。故事中小女孩的同理心存善良、體貼與同情，很能替人著想，善體人意，贏得他人從心底感動並萌生愛意，注定兩人共度一生的姻緣。人類同理心的無限擴展、發揮，莫過於人道主義的形成與發揚，這種主義是人類古典的哲學與文明，價值隆重，意義非凡，表現於平常為人治事的許多方面，如交友、共事、從商、教育學習、政治、行政管理、工作謀生、使用物資、精神理念上，都能具有高尚的特性，視人尤其是他人為貴重，具有這種思維的人可貴也可敬。這種人性得來不易，天性中原有的成分要保存，更需要後天的學習與培養。

20

　　群組再傳來李光耀與李顯龍對於國家認同的名言，也即李光耀所說：「新加坡成功的關鍵是英人留下的法治制度，而不是中國人的國學和儒家文化。」以及李顯龍說的：「新加坡的華人，沒有一個中國人。當你離開那片土地，就應該明白你要做的，不是落葉歸根，而是落地生根。落葉歸根的是肥料和耗材，落葉生根的是種子和希望。」

　　傳訊的成員也傳來他的讀後觀感：所有英國的殖民地，英國都為他們建立良好的政治制度，英國離開後獨立，這些新國家都不會紛亂，新政府就照著英國留下的制度走，國家都很安定，像印度、新加坡等就是。美國與法國就不一樣，拍拍屁股走了，留下的新國家都較亂，如越南、菲律賓、烏干達等國。

　　我給了總感想：李光耀父子的一席話看是短短數語，卻隱藏一個國家認同的大問題，許多臺灣人對這問題也都有複雜深刻的感受，我也曾深受其擾，乃於數年前費了一點心思，對認同的概念與原理，稍做一點了解，寫下「論認同」一節文字，收錄在拙著專書中。(《臺灣的人類行為與社會環境》，唐山出版社，2007年，第十五章「文化環境」，第三節「論認同」，248-254頁。) 因文較長，在此從略。今見同窗好友對這議題有興談論，我也翻出舊文插上一腳，實不敢耗費大家的眼力時間與精神，只想若有對此問題也有較多感觸者，則可請不吝指正。

21

　　網路傳來一篇「日本的未來」文章，內容如下：「2018年，著名國立大學開始潰倒；2027年，失智患者達700萬人；2033年，每3戶有1戶是空屋；2036年，電車、巴士不來；2039年，所得稅高達50%，消費稅高達40%；2040年，叫救護車也不來了……」這是日本學者對於往後二十至三十年，全國「超高齡社會」暮氣沉沉的慘狀，所做的年表整理。預估到了本世紀中葉，日本人口將減少三分之一，只剩8,000萬人，而且四成以上都是65歲以上老人。這種老人國，再有錢也沒有用，再多機器人也沒轍，因為提供勞力和服務的年輕人太少了，以致學校關門、商店倒閉、工程失修、交通停擺，許多人只能窩在家裡活著等死……。日本逐漸死城化，特別是在鄉間，這不是危言聳聽，因為日本的老化和人的老化一樣，已是必然命運……無法逆轉改變！那時連長照也不管用了，因為缺乏照護人力，除非引進更多外勞（扮演日本老化的葉克膜角色），否則很多老人將淒慘以終。我們只是在講日本嗎？

　　不然，這些情形在十年以後會陸續在臺灣發生，而且節奏還會加快。日本政府還有努力提高出生率，而臺灣的出生率卻不斷下修，已變成全球最低紀錄。而臺灣的財力又不及日本，因此日本的慘狀將會加倍顯現在臺灣（日本用錢能夠解決的問題，臺灣都解決不了）。從這一點來看前瞻建設，就會發現其中最大的問題：沒有把「人口老化」這個最重要的參數納入考量，以致還推出數千億元的軌道建設。當臺灣二

十年後也走到三分之一的房子沒人住、大部分車廂空蕩蕩、許多人窩在家裡養老等死時,這些軌道建設還積壓龐大的本金利息無法償還,人口越生越少,負債越來越多,兩岸外交上封閉鎖國……臺灣政治人物,你可以這樣對待下一代嗎?

　　我讀後,深感這些問題都是人口問題惹的禍。我在兼任內政部人口政策委員時,開始時政策的重心是在家庭計畫,人才外流,後來是城鄉人口移動與人口都市化,再來是兩岸人口來往與互動,以及移入外籍配偶,我退出後就進入少子化及老齡化問題了。曾幾何時,變化不小。人口問題的變化因為社會經濟與政治等變化而起,也引發這些方面的變化。人口問題看來並不複雜,但很根本,不得不多加注意。

22

　　友人的夫人是傑出的名畫家,近傳來她幾幅新畫作並附上感言如下:我對近 80 歲的自己也非常寬容,因為我人生第一目標是照顧家人們……。畫,只能一點點的畫,體力不夠,時間不夠。精神恐懼時,也不能要求自己過多,只能尋求空隙片刻時間畫心中的夢想!這就是我目前現在的作品……老年的作品!

　　我看過畫及讀過附文後,很受感動,禮貌回覆短文如下:人的工作及作品都會潛藏在內心的感受,自然在工作成果的作品上也都會展現作者靈魂深處的意向。我是繪畫藝術的門外漢,雖然聽您自述因家人欠安年齡老化,較無心也無力認真畫作,但看過您的新作〈夏天最後的玫瑰〉,覺得好像

略多帶點朦朧與微黃彩，也許是象徵更豐富更成熟的人生歷練，也是再進階與突破。

23

　　友人姓曾，名字最後一字雄，歌喉甚佳，常愛引頸高歌，白白朋友聽完他唱歌後，問他是否與名音樂家曾道雄教授有兄弟關係，他自覺是一種驕傲，其實兩人生在臺灣不同地方，一位生在臺南，一位生在彰化。他在傳給群組感言時，附上曾道雄教授領唱〈美麗臺灣，我可愛的故鄉〉影片。

　　看完這一網傳，我回以如下短文：看來名字中間為「道」者，多有能人與名人，曾道雄教授是能人之一，致力推展臺灣音樂，撫慰海外臺灣人的心。《水滸傳》中有位名醫安道全，醫術高明，能醫治疑難雜症，治好了宋江身上的毒瘡。戰後來臺灣的國民政府要員中有位魏道明，曾任臺灣第一任省主席，是當年赫赫有名之人，但是否高明，網上記載資料不多，臺灣人對他的印象也很模糊，只記載他任內修復臺南孔廟一事，算是較明顯的功德一件。對他在二二八之後擔任省主席的治績，好像沒有特別好的評價。

　　我繼續說了一些有關命名學的話，認為命名會被看成是一種學問，故有命名學，一般也只讀過書較通情達理者才較有命好名的本事。傳統農村社會中，私塾教師、地方耆老、廟公等人都較有學問，識字較多，常為鄉親新生兒女命名，有義務的，也有要收紅包的。有些嫌麻煩又不識字的父母，加上馬馬虎虎的戶籍員，常會為新生子女取了很好笑、很尷

尬的名字。我在前面提及名字中間有道之人多是能人或名人，純粹是說笑之言，不可認真，其實道也有盜，名為有道者也可能無道。謹慎之人可能言行與名字一致，粗心魯莽之人，行儀也有項背其名者。名字對人可能很有意義，也可能毫無意義，故古時賢人也就常愛使用無名氏了。

24

朋友傳來這些天正在臺南蘭花園區舉辦的「臺灣國際蘭花展」影片，我將之轉傳給另一友人觀賞，並附上簡單文字：南部的蘭花可與北部的杜鵑花競豔。朋友的回話是：的確驚豔，不過走進這種安排的蘭花山海，商業氣氛太濃，難以欣賞。購買，絕對合宜，融入其中的欣賞，得要有點功力。

我回文如下：臺南的蘭花展本來就當成拓展外銷的廣告展。農作物的美就貴在自然，對於商業性的廣告展只好寬容，另眼看待，恆春的洋蔥田看起來就自然多了。我隨手寄出剛收到的恆春洋蔥田的照片，農場上長滿一大片洋蔥，葉子青綠，底部露出半截白色的洋蔥球根，甚是好看。

25

群組傳來主題為「不動聲色的善良」，共含四則事件的內容，全部事件的陳述稍長，重寫摘要如下。（1）事件一：公車上一位母親背著的小孩睡著了，頭差一點傾斜到車窗外，碰到窗外的欄杆，後座一位小姑娘伸手將寶寶的頭拖住，

沒告訴小孩的媽媽,直到她們母子下車。(2)事件二:新聞曾報導地鐵上一位男子坐的輪椅突然滑動,旁邊一位正在玩手機的小夥子用手抓住輪椅,用腳卡住輪子,自己不動聲色,以此固定輪椅不滑動,直到坐輪椅的男子下車。(3)事件三:一位紅十字會援外救助隊員在非洲救災,看到外國同行發給貧窮孩子救濟物品之前,先讓他們幫忙搬運物品,結果雙方各得其所需,兩全其美,受幫助者有得有給,不全是受救濟,救濟者給他們物品,也給了尊嚴。(4)事件四:一個跑龍套的演員不知使用感應式水龍頭,影星劉德華見狀,假裝手沒洗乾淨,重洗一番,暗中做了示範,解救無名演員的窘境。

讀過這四則事件,我總和歸納成一簡單公式:不動聲色的善良化成行為即是善行,這種善行=自願+不宣揚+不為人知+隨機而行+對人不分遠近+對事不分大小+行後可能皮肉受傷或財物損失,但心中快樂+受者可知覺、可不知覺,但無損尊嚴,必獲益受惠+是消除自私冷漠的剋星+個人發揮至極犧牲小我完成大我+高尚道德的典範+人人如此社會平安和樂+大家皆為,則民族優秀國家高貴必受國際尊敬。總結一句,幫人解難誠可貴,但更可貴的是不明告受助者,而是暗地給以得力的協助。也即為善不為人知,比昭告天下要高貴許多。

26

前博士班學生蔡培慧參選這次南投縣補選立委勝出,我

給她傳訊恭喜，她回傳要好好努力，使南投縣更好。因她曾擔任過一次不分區立委，我再回覆如下：對於立委的工作，你已經不是生手，應不難做好，心中有選民就行。

27

　　同鄉友人自小酷愛書法，並勤加練習，近寫成草體千字文，打算申請登記專利，將底稿傳來先讓我觀賞，我拍照回傳給他以前購買的王羲之寫的四體千字文給他過目，沒想到他一看，回我那是贗品，且附上三幅王羲之真跡的照片，其來函如下：坊間偽品多。三幅照片中可以看到王的真跡，有臭屁乾隆的御筆、元朝趙孟頫的跋，以及王羲之的後代智果（懷素？）和尚的背書。天才不多見，一切靠努力。孫過庭是軍中文書官，執筆至少三十年。王羲之好像七歲開始，先跟衛夫人學楷體，之後不知跟多少人學過。他的兒子王獻之也小有名氣，俗稱二王。王獻之頗自負，自謂勝父，其實差很大。有次王羲之上都，臨行題壁。王獻之把它擦掉另書他處。羲之見後說：「我行前一定大醉過吧！」我遺傳或家學都談不上。臺灣、日本及韓國寫的比中國一些書法家好的有一堆。

　　我回以：您對書法真下過功夫，佩服！近來看過在YouTube 上寫書法的人很多，有的寫得真不錯，有的如您說的愛現而已，但不怎麼樣。

28

　　內人方面家族的第三代傳來他們的小叔，也是妻子的么弟，最近為家族祖先的墓厝奔波辛苦耐勞，完成整理目標，庇蔭子孫發達事業，平安健康。

　　我觀國人習俗，批註如下感言：家中最幼小的兒子在早年對家事最能悠哉處之，因有父兄擔當，到年長，由於父兄凋零或體弱多病，擔當家族事務就越來越吃重。等第二代的人都無能為力了，家族責任就落到第三代身上，這是自古以來家族主義強烈的國家或民族處理家族事務的傳統方法。

29

　　有人傳來有關「恐怖機場」的短訊，並附飛機降落時嚴重搖晃的影片。這是曾被票選為全球恐怖機場之一的馬德拉機場（葡萄牙的馬德拉自治區），由於毗連山脊與大西洋和獨特的地理環境，疾風強勁、天氣變幻莫測，導致時常出現時速將近 80 公里的氣流，對於機長來說，是考驗駕駛技巧的場所。馬德拉島是葡萄牙在 15 世紀地理大發現時代發現的第一個場域，也是世界足球先生 C 羅的出身地。

　　我看後，感覺到這樣機場強烈的氣流不僅考驗駕駛降落技術，也考驗乘客的勇氣與命運。許多機場都被在較少人煙的海邊或在海中填土後設立，這個恐怖機場也在海邊，在設立之初可能沒注意到氣流因素，或雖注意到但不以為意，事後決策當局及執行當事人應也不無後悔不安之意。

30

　　友人傳來一張問安的圖片，以一家小雜貨店為背景，店內排滿各種販賣的日常用品，包括菸、酒、食鹽、汽水、維他露、養樂多及瓶瓶罐罐的糖果等。

　　我看過這張圖片，自然回憶兒童時期農村生活寫照，在一個兩、三百戶的農村，這樣的雜貨店約有兩、三家，店裡賣的東西種類足以供應村中農民日常生活所需物品，包括吃的、喝的與用的，村人若需求較特殊用品，在村中小店購買不到，就得到附近的鎮上購買了。這種農村中小店的存在，使我想起一個人所居住與生活的社區對他們的重要性很多，其中一項最重要的是社區內的人能容易知道要去哪裡買到或要到所需要的東西。在農村中各行業分工程度低，僅有少數幾家小店要供應社區內的人各種需求。在人口較多、分工複雜的都市社區，各種物品都有專門的賣店，社區內的人生活久了，也都能知道到哪裡買，但是來自社區外的人，如外地來的遊客或陌生人，就很難了解了。

31

　　家鄉前里長年輕時到都市討生活，進入中年以後返鄉從事大佃農工作，幫助不在鄉小地主及缺乏勞動力農家代耕或接受委託經營農場，對村中公共事務及村外周邊農田狀況相當關心，近轉來吾村外農田被蓋許多養雞舍，雞屎臭氣飄至村中，村人憂心忡忡，問我有何防治之道，我思之讀書人能

做的僅是寫文投書，期望能由行政途徑解決，乃撰寫如下批註一文，投書報刊，獲《自由時報》刊登於 2023 年 3 月 23 日 A16 頁。

〈農的煩人：由雞蛋的短缺到雞屎的臭氣〉

近來臺灣雞蛋供應短缺成為全民苦惱的問題，本來人民寬裕消費已成習慣，價錢也不昂貴的雞蛋，突然因供應量銳減而買不到貨，價格也上漲許多。造成原因有多項，禽流感、飼料原物料價格上升，寒流的天然與他國戰爭的人為因素都是。雞蛋缺乏的問題更使中央主政的農業官員被罵到臭頭，尤以反對黨的中央民代指責最為嚴峻。雞蛋缺乏問題的根本解決之道是提升生產量增加供應，但這會有一些時間上的落差，主管農政的官員與機關仍免不了要受到嚴厲的批評和攻擊。

從自由市場的調適方面看，雞蛋缺乏的結果導致許多大小規模養雞場的興建，最近在南部農業區內見到不少新建養雞場，造成周圍農村居民即將面臨忍受產生惡臭氣味的煩惱與恐慌，只是這方面的煩惱與恐慌，傳播媒體還缺乏預見和報導，社會上的多數人與政府也還未能注意到，但居少數，聲音也微弱的村民卻已暗自煩惱不已。養雞本來是農民經營的事業，農民為生活而養雞，須忍受雞糞臭味也是自有應得，像是早年農家多半都經營飼養豬隻家畜及雞、鴨等家禽副業，農家宅院的環境衛生普遍不佳，也很無可奈何。但如今養雞及養豬事業轉型由農企業家做大規模飼養生產為主，得利者是大企業農，而非弱小農家，大企業農多半居住在都市，他們經營的養雞場與養豬場則接近小農村，讓鄉居的小村民無辜的忍受臭氣，雨季洪水來了，養雞及養豬場溢出的糞尿

漂浮到村中，村民又要承受另一層苦頭。過去農村環境汙染嚴重，曾因豬的口蹄疫關閉養豬場而洗刷過一次，今後即將再因缺少雞蛋帶來的擴建養雞場而汙染一番。主管農政、地政及環境衛生的中央與地方政府機關，對於這些即將發生的問題不可視而不見，更應思考各方面都能顧全的政策措施，不可頭痛醫頭，腳痛醫腳，更不該只顧聲音較大、力量較強的企業團體利益，而罔顧小村民的煩惱，以及他們應享有清新空氣及潔淨衛生環境的權利。較為合理可行的做法是，將汙染的畜產業仿照設立工業區或科學園區的方法，在較遠離人群的地方設立畜產專業區，不再如任由工廠曾經在農田中胡亂設置的慘狀。

32

友人傳來一則影片，標題是消失的行業，說明小時候農村柑仔店賣的草鞋是這樣編出來的。看完影片，我記如下批註：草鞋之物雖然很粗糙，但在買不到或買不起布鞋與皮鞋的時代，有草鞋可穿，可以免使雙腳直接著地，不被刺傷，比不穿好很多。看那編織草鞋者，雙手靈巧，技術純熟，但藉助那座簡單的工具，編織一雙草鞋也要花費不少時間，要以此業謀生也不容易，但畢竟有人做了。天下事，不論難易貴賤，最終都會人能適事，事能適人，這種接合一半是人意自發，一半是天意安排，接合得宜，天下事事運轉順遂，人人快樂，天下平和。

33

中學同窗友人名字後一字是雄，見到媒體上某一名人名字最後也是雄，興起查閱高中同學錄，細數約150位同屆同學中名字為雄者，共有22位，占全數的14.7%，是高了一些，他看雄字那麼搶手，也有些自喜。

我讀後回批如下文：人命名為雄，表示男性的氣魄，但地名取高雄，除外型也很壯觀，並將原名打狗用日語音翻轉外，就不知還有何其他要義了。是因地勢高嗎？壽山是有那個樣子，但其他地區並不然，或是要呈現高高在上，傲視全臺灣？恐怕只好找原命名的人來問問了，但要問也要從打狗之名問起，這地方以前野狗是否很多？同學也許有人知道。傳後我突然想起，有關高雄的命名，Google上一定有記載，查閱後，果然是有，補批如下：現在當學生寫報告真方便，難怪大家不愛買書，有手機就行，原來手機上的維基百科，對高雄地名的起源就寫了一堆，「打狗」一詞原來取自原住民語音，有竹林之意，還扯上雞與打鼓，確也有形容鼓山的高聳之意，可見一地之名經歷史的洗禮，會有多樣變化，其中含有一些學問，可供後人追問與學習。

34

對書法造詣甚深的友人姚君從美國寄來一文，標題名為「臺灣藝術家的悲慘世界」，內文如下：百年來，臺灣的藝術家享有國際盛名又擁有財富的大概只有陳錦芳一人。陳錦芳

是南一中的校友，比我高五、六屆。他很聰明，為了免費留學，先唸臺大外文系，等拿到全額獎學金後，到了巴黎再攻美術。曾當過聯合國文化大使。在紐約有畫廊、美術館，由太太侯氏經營。又有幾棟高樓房地產。由於政治親藍，同鄉與他保持距離。

嘉義的畫家陳澄波享譽日本，則在二二八事件時曝屍街頭。其同鄉林義雄，在蔣代表被趕出聯合國時，賣了畫作籌足經費，在移民巴西路經日本時被詐。後來流浪巴黎街頭，過他的美術第二春，可惜精神已不正常。

音樂家江文也在 1936 年的柏林奧運會文化組，打敗他兩位日本老師的作品得到優勝。臺灣基督徒唱的聖歌有些是他的作品。他被祭孔的古樂感動而跑去中國發展，他的日本太太不習慣在北京的生活而回到日本，他們只能在假期見面。後來他又娶了一位中國老婆，好像生了三個女兒。當臺灣的音樂界熱心人士找到他時，經過文化大革命、紅衛兵的折磨，他已奄奄一息了，一個世界級音樂家在他女兒的腦中卻只是一個打掃廁所的工人。他可能好久沒有碰到鋼琴了，他的臺灣組曲好像沒有完成。

曾經是南一中的勞作老師陳英傑，原名陳夏傑。他的雕塑作品免審查就可參加臺灣的展覽。他的哥哥陳夏雨二十四歲就是日本的評審委員。陳老師原執教於臺南附工。據說在教員宿舍為護士作人體素描，被迫轉到一中。後來他娶了該護士。有天他邀了一些學生到他家，有人掀開毛巾，發覺是他太太的雕像。一中的藝術工藝館就是陳老師規劃的，勞作的用品大多是廉價品。五年前，有個同學告訴我，店家向他

反映當學生走出店門時，陳老師就進去要回扣。我覺得不可思議，我們的工具幾乎是 100%自己做的。他曾幫忙太子廟（在原臺南市南方）的一位鄭姓貧困學弟，後來他順利考上師大雕塑系。安平的林默娘塑像就是鄭的作品，他的工作室就在塑像的斜對面。他還塑造幾尊太子爺神像。他曾幫我把大兒的塑像翻銅。四年前，他忽然從人間蒸發。他的朋友懷疑他和小三走掉。

　　我在興國初中執教時，碰到一位柳營畫家。劉生容住新營，我很快就造訪他。他正在準備參加巴西聖保羅市的畫展。他把燒了一半的銀紙糊在畫布的中央，想要表達道教的三途觀念。他擬直寄巴西，怕參加臺灣的初選會被刷掉。他只有一件作品被日本做博物館收藏。平時畫一些粗俗的東西拿到旅館、大餐館託售。劉家是柳營的富豪家人，不必依賴作畫收入。很巧的是，劉生容和陳英傑是臺中一中與師大的同學。我到 Boulder 念書時，碰到一位年輕的空軍遺孀，那時她已再嫁給一個到校園兜售成衣的梁伯伯。我們不知怎的，聊到畫家劉生容。她說來美之前，曾在日本劉家待過。我猜她的前夫是清泉岡的空軍，早就認識劉的漂亮太太。

　　我讀過全文，頗受感動與感慨，以「很可貴的故事！」回覆。這些鄉土藝術家較少人會去注意與寫傳記，故有特別揭露的價值。

第五篇　2023 年第二季

1

　　清明節返鄉祭拜祖先及父母後，藉機前往臺南市內，原預定與昔日求學的臺南市會見同學，要搭乘快車前往，卻買不到票，只好買了一張慢車票，途中發現車站的數目比六、七十年前通學時，多出四個小車站——柳營、拔子林、南科、大橋。這四個小車站附近原來都有規模不小的村落，出入乘客也不少，但更關鍵的是近年來在附近都設立工業區，我將此消息告知友人，他回以有其必要。我再增加一些新感想：臺灣鐵路車站的增設或取消表面上常會搬上政治爭鬥的理由，但還可從另外的學理觀點來解釋，我曾讀過一篇人文區位學理論的論文，內容說明蒸氣之死的技術改變引發取消一小車站，也連帶使得車站附近的商店關門，人口流失。一位曾任教密西根大學教授 Ottis Duncan 建構一個 POET 模型，可用來解釋許多社會經濟與人文區位或生態現象，模型中 P 是人口、O 是組織、E 是環境、T 是技術，其中任何一項都可為自變數或應變數，可互為影響。這模型很有啟發性，也很實用。

2

　　群組傳來一篇〈白門再見〉的短篇小說，述說在 1980

年代一群由初中同學經高中到大學的男生，瘋迷一位常會相遇，氣質不俗的女生，她家的大門漆成白色，這些男生每過白門都要往宅裡一探，多年下來，人群中多人曾有瘋狂沉迷的舉動，但都沒有交集，直到大家大學畢業了，白門公主嫁人了，嫁給一位外貌平平，年紀大了一些的股票大戶，這群曾經為她瘋狂的男生們無不迷惑不解。

〈白門再見〉的故事，我讀起來也有趣，不僅是這年代的少年維特之煩惱，而且是屬於更早時代，天下所有少年男生共同的心病與煩惱。德國的歌德寫維特多半是在寫他自己；夏烈寫醉心白門的一群由初中同學到大學畢業後的少年，背景是寫在臺北的，他們可能出自建中、附中或成功；還有郭沫若筆下的卡爾美蘿（日語：牛奶糖）姑娘，是寫一個留學日本的中國學生的衝動心境。這些故事的作家不同，他們寫的故事主角或主角們國籍及發生地點不同，但刻劃的少年人心病或煩惱都如出一轍，甜蜜也是苦惱的嘗試、熱絡又是羞怯的感受、得意也挫折的心境，都是共同的心情與病徵，最後常是沒有未來的結局。

3

曾姓高中同學夫人名畫家王女士傳來多幅梵谷名畫，讀畫後回覆批註如下：我是繪畫門外漢，雖然高中時在延平戲院看過《梵谷傳》電影，但當時實在不了解其深意，剛讀過大畫家王女士傳送多幅梵谷名畫照片，乘機涉獵一下他畫風的特質，看到英國名評論家赫伯特對他的評論是造型與素

材、光線與陰影、氣氛和遠近感，梵谷把這些要素完全綜合表現出來。這種思想使他總是想畫出強烈的陽光……或許我們也可藉此多認識這位飽受折磨的靈魂。

4

　　一位年輕朋友傳來他近日的心情感悟如下：小時候覺得萬物皆有光，紛紛為我而來，長大後才發現原來我也有光，能夠照亮別人。

　　我可理解他對今日在職務上能造福服務別人，有一點沾沾自喜與自信，對此自喜與自信的心理，我進而回覆他：是的，人人身上都有光的泉源，自己能否給別人發射光？發射多少光？依能力與心思而定。自己發出的光能可由自己設定，卻常由他人評定，如果別人評給的比自己預設得多，難免會多一份喜悅與自信，但也會失之自滿驕傲；如果相反，別人評定的偏少，難免會失望與沮喪，所以人對於自己能給別人的光要能認真努力地給，卻不宜太計較別人回給太少，也才較能減少失望與痛苦。

5

　　群組中有兩位傑出的畫家，經常傳來他（她）們近時的創作，讓組人可欣賞他（她）們的新作品，突然其中一位傳來一連串梵谷的作品，並附傳如下註解：繪畫是漫長的路，過程雖然很辛苦，卻也很幸福！梵谷在世生活算是困苦，他

能不停地畫……不停有新的思維，實在是他的弟弟西奧成就了他！兩兄弟過世後，弟妹更是傾全力介紹梵谷畫作……今日全世界都看到這真誠靈魂的創作！

接著，群組裡一位土木工程專家也傳來配上歌曲的梵谷最後一幅名畫〈星夜〉，也附上他對美的觀感如下：美是一種感覺，隨著時間慢慢改變，小學時代在鄉下覺得衣服穿戴整潔又會唸書就是美，中學時期覺得談吐優雅有氣質就是美，來美求學時期和美國同學在校區散步，他們告訴我身體健美才是美，不過在亞洲好像臉部美容最重要。

經群組人先對梵谷畫作，進而對「美」的定義與性質的小小討論，我也批註如下的觀感：對於美的研究，通常是學哲學與藝術的人熱衷的課題，學理工的人能對此有興趣理解與探討已很難得。我想對美的標準大概分成客觀與主觀兩方面是不會太離譜的，但主觀還是比客觀更基本，客觀的標準無非是會集多數人共同主觀標準而成。所以早在18世紀後半期出生，活到19世紀中葉的義大利人克羅齊，在他撰寫的全世界第一本《美學原理》專書，看美的標準就很強調直覺的主觀性，難怪世人就會有「情人眼中出西施」的常言。主觀美的準則雖然較基本，但在評審美的名次時，還是不能不採用較客觀的標準，否則紛爭必多，也難以服人。

6

一大早系友群組傳來如下短句：人生最快樂的事不是初聚之歡，而是久處不散，無論認識多久，都能由衷地說一句

今生有緣，感恩相遇。

我讀後也深感人與人久處的重要意義，乃批註如下：人與人能久處，社會關係才能穩定，社會結構才能牢固。但人與人何能長久相處？學問不小，古人重情重義，今人更應重禮重信，無禮讓人厭，無信使人疑，無論原來關係多近多親，終非可以長久相處之人，所以由於無禮無信，本來歃血結盟的好友，終將反目成仇，本來如膠似漆的深情夫妻，也將分道揚鑣。今日社會中朋友成仇的、夫妻分離的何其多，何嘗不是常因無禮無信而起，能不警惕？

7

昔日大學同窗自南部來臺北辦事，相約與兩位僅存老師之一聚餐，他搶著作東，我送他一本近著《找回臺灣番薯根》，他回家後傳來，謝謝我送他大作，並對我和內人能陪同再表謝意，再邀約回南部時務必到他在斗六的住家小聚。

我回以餘生難得幾回見，感謝每次來他都搶著作東，這次席上孫老師的兩位客人大概也是臨時出現的。人到晚年的相見相聚格外難得，非常珍惜。

8

擅長水彩畫的高中同學傳寄他父親的墨寶：「父母恩深終有別，夫妻一生終分離，人生本像鳥同宿，時間到了各分飛。」

我讀後,感到鄭兄的尊翁字寫得很美,書畫一家,原來有優良傳承。類似的名句還有「夫妻本是同林鳥,大難來時各自飛。」聽來明智,也迫不得已,但也嫌自私無情一點。實際上,情非得已而分飛的好夫妻是多數,但自私無情各自分飛的同林鳥也不少見,尤其是在今日的年輕世代。

9

僅有的中學同窗又是從小同鄉,從美國傳來他交友的經驗:在成大期間認識一位很特別的朋友,他念研究所後,在土木系當講師,做事勤快又聰明,自視甚高看不起別人,學生叫他是菜刀,因為姓蔡,而且治學相當嚴格,他的房屋結構設計在臺南市政府沒有人敢刁難他,是個非常孤獨的人。但他對我很好,因為沒有人願意跟他一起到外面的好餐廳花錢吃飯、聊天,大概都是為了省錢吧!我覺得他不是什麼壞人,才氣高但也談得來,對我的同學好友也很客氣,所以我覺得在朋友中體諒、尊重也很重要。

我回覆確實,朋友之間體諒很重要,能相互體諒,就較容易對味。友直、友諒、友多聞是益友,其實這位菜刀的三項益友德性兼備,只是曲高和寡,對朋友的選擇標準太高,要和他當朋友也不容易,能過他這關,表示您能識人,也能體諒人,別人可能就忍受不了他這種恃才傲物的臭脾氣。看看古時劉備三顧茅廬的故事,他有度量能忍得下被諸葛亮考驗的鳥脾氣,才能請高傲的孔明出山,也因為經過那三次的磨合,後來兩人才能終生對味不變,共謀大業。天下間相識

的人很多，但很多人一生沒幾個要好的朋友，固然有因為不得已的原因，也常因為不容易遇到對味的。正如前人所說：「相識滿天下，知音能幾人？」不對味的談話就不投機，也自然變成三句多，往下就談不下去了。如果對於他人的脾氣或個性又不能諒解與接受，就更無法發展成友誼。對味的朋友，有些固然是臭氣相投，有的是因有相異之處，可以互補長短，但通常個性上還是要能同多異少，才能減少磨擦與矛盾，友情才能較持久。不知您那位菜刀朋友的後續如何？可能還是孤獨一生，但他越是孤獨，一定會越想念您，因為少有他人能諒解他，並與他為友。

⑩

群組傳來圓明園存在前的短片。我看過影片中的圓明園相當宏偉壯觀，只是園內少有樹木及花草是一大缺點。當時若沒被八國聯軍燒毀，存留到今天，不會輸給法國的凡爾賽宮、英國的白金漢宮、德國的柏林宮，以及慕尼黑的巴伐利亞皇宮等。清末中國的衰敗，被外強欺侮，也可能是導致今日中共走極端民族主義路線的重要原因。

⑪

昔日同窗聚餐會上有一道大龍蝦，看到傳來照片，讓人垂涎三尺，乃批註如下：這道龍蝦大餐好看，一定又美味，這也讓我想起海鮮美食要先有素材來源，臺灣的龍蝦來自何

處?需要探源。我知曾有養鰻、養蝦、養蚵、養石斑、養虱目魚場不少,龍蝦是否也可養殖?不確知。海中撈嗎?進口?近海魚產被撈到很貧乏了,遠洋的捉回來大概都冰凍的,但海鮮店的龍蝦好像都強調生猛鮮活。近聞目前臺灣從澳洲進口活龍蝦,哪一天價格變貴、進口的品質變差都有可能。如果確知龍蝦也不難養殖,日後臺灣人要享受這道美味才較有保障。記起我還在攻讀學位時,信雄兄一家人特地從紐澤西州北上,到緬因州海邊吃龍蝦,回程還特地帶來一大隻,讓我們全家人也分享,記憶猶新也溫馨。

12

　　從群組網傳中讀到一篇題為「告別了鄰居,我走了」的文章,是一位年老退休作家寫的,因兒子們忙碌工作,無法照顧,不得不進養老院。臨走前無限感慨,寫下這些臨別贈言,包括家當繁多,都得捨棄,但丟不出手,也得丟;感嘆人生到頭來只能睡一張床、住一間房,多都是看著玩;回想過去也曾享受過許多人類創造的物質文明,所以也應知足常樂,並感幸福;最後強調以保持健康為第一,以此與鄰居及大家共同勉勵。

　　我對這位老者在告別鄰居之前,還能寫下這篇清醒的文字,表示身體、精神健康情形良好,進了養老院後,應還可過幾年快樂的生活。問題是在養老院的環境下要怎麼過生活,才能最快樂?很少看到有人發表感想,這或許是今後許多老人最想知道,也最需要學習的功課。

13

　　昔日同窗群組傳來一文，題為「歪船不倒，破船不沉，帶病延年，同樣長壽」，內容是一位醫學教授大談慢性病健身的論點。他經四十年教學及研究的結果，從來不生病的人一生病就大病，慢病纏身的人生存能力反而很強，他將答案歸為「慢病健身」的真理。於是他勸老人心情要舒暢，生活要快樂。

　　我讀完這一理論，頗有感觸，做了如下批註：慢病健身這個理論有趣，對許多老人有安慰作用。這位醫學教授定下的原理是慢性病者生存能力強，為何會強？許多學醫的同學最有資格回答這問題。我以一個慢性病者看這問題，則能給的幾個答案是：(1) 慢性病的種類多，但都常非急病或重病，不至立刻致人於死；(2) 慢性病者有自知，也常看醫生，有警惕性，也有醫生護著；(3) 慢性病者因有病在身，生活態度與方式較會小心謹慎，較不會粗心大意而創禍傷身；(4) 慢性病者因身有缺陷，常會設法注意彌補、修護；(5) 身上有病如國之有敵，隨時要武裝禦敵，必也具備抵抗急病與絕症的武器與能力。我以一個慢性病者隨便說說笑笑，將說笑也當為療癒慢性病謀求健身之一方。

14

　　友人傳來他的觀感：臺灣的老人把醫院當夜市，醫生也不反對，兩者都該再教育。我回他醫院是夜市，病人是顧客，

醫生是店家，客人有病沒病不重要，來了店裡才有生意做。友人回曰只能苦笑。

15

友人喜愛杜鵑花，寄來一則拍攝杜鵑花盛開的短片，問我背景是否為臺灣大學，並說曾在洛杉磯種植五次，都未能存活。我看過短片及留言後，回以如下批註：這些杜鵑花盛開時很美，一輩子在這花城走過無數的日子，也算幸運，目前就是花季也因為沒出門而看不到，甚至都忘了。洛杉磯種不活這種花，可能是因為氣溫偏高，舊金山就可以，我看過。臺灣北杜鵑，南鳳凰，都因氣候比較適合。人生在世，也像種花與花開花謝，種在合適的環境會開花綻放，環境不對都不能活。人也如花，都有燦爛的青春，也都會變成黃老謝幕，昨天接到鄉下親戚打來電話，其女婿七十歲，來臺北就醫，卻死在異鄉。我到第二殯儀館去看了，才知道都因開公司，應酬抽菸、喝酒，也不得不令人警惕。人生的後期，這種負面的消息特別多，每聽一次就少了一個朋友或熟人。自然規律就像種花與花開花謝，環境與時間到了，自然就發生，不能違逆。

16

妻子的老同事、老朋友傳來：你傳來在吊橋上和夫人一起走的相片，我一直留著，也給我先生看，真感動，我們都

很敬佩你對婚姻的執著和誠信,現今有多少做丈夫的有這能耐?願上帝紀念你的愛心並祝福你。

　　我謝謝她的安慰與鼓勵,確實能為我增加不少照護的力量。妻子多年來不能自理生活,我在旁邊幫她一些,使她的日子能過得下去,這是我不難做到的事,並沒有很特別的作為,算我盡了一點點責任而已。如果我未能助她一臂之力,一定撐不住太久,我心也不安。只因有這種想法,不知不覺中日子也約過了二十年,還好至今兩人都還活著,以後還有多少日子也不知,不刻意去想,也就過得還算自在。我的一生雖然未能創造很羅曼蒂克的甜美生活,但也未有很辛苦的感覺,日子過得平平常常、清清淡淡,在這段歲月裡,我好像還享有安靜寫書出版的樂趣,只是她因失去記憶與知覺,未能與我分享,但應也沒感受到有何痛苦才是。

17

　　一生致力臺灣獨立運動的辜寬敏先生告別紀念會,於2023年4月23日下午2點開始在臺北新生南路三段福華文教會館舉行,全長兩個多小時,出席者包含大部分當前本土當政要員及許多愛臺人士。

　　我看這紀念會的時間很長,將影片分段看完,也看出一位民間政治人物對臺灣土地與人民付出關愛和護衛的精神及財力,終於贏得臺灣人民深厚的尊敬與懷念,並不亞於多位檯面上的國家元首和政治大員,包括曾任國家要員的他兄長。這也表示臺灣人民真正崇敬的是,能在內心底處相互連

結的人，而不是表面上位高權重之人。

18

臺灣鄉村社會學會將於 4 月 28 日在臺灣大學生傳系召開年會，理事長王俊豪教授傳信邀我以創會理事長身分參加，並將頒給紀念牌。我預料到時會要上臺致詞，但因喉嚨聲帶受傷，說話不便，乃事先寫成如下短稿，屆時請王理事長代讀。

各位會友：很高興今天能藉這機會與各位同好集聚一堂。但是我看到參加的會友不多，也不無隱憂，憂慮這門學術在臺灣會因有興趣的人變少而衰落，甚至消失。臺灣鄉村社會學會衰落固然與社會大環境快速工業化與都市化有關，但也與原來的臺大農業推廣學系，即今日的生傳系，關閉這門學科的教學不無關係。臺灣工業化與都市化以後，鄉村社會受到重大衝擊，但衝擊後問題變成更加多元複雜，值得研究的課題也更多，這些現象與事實不必由我多說，大家應也可以看得清楚明白，照理鄉村社會學不應該被拋棄而衰落，而應該更加珍重而活潑。但願未來臺灣的這門學術能有所作為，使被研究的鄉村社會能更加發展，鄉村人民能獲得更多幸福。具體的做法除了學界能多投入一些心力在這方面的研究，我更希望原有很好教授鄉村社會學傳統的臺大生傳系，能再恢復教學，甚至還有他校他系也能共襄盛舉，如果不便每學年都當必修科，至少能隔年一次或當選修科開課，培養訓練更多後進，使這門學問能像在世界各國，尤其進步國家

如美、日、德、法等國一般，在臺灣也永生不滅。謝謝大家！

19

　　友人愛玩股票，傳來問候時也順便略談他今日因買的股票連續下跌，被套牢，難以脫身，心情不是很好，茶飯不思，晚餐只隨便吃吃。

　　我聞言給其安慰與鼓勵，乃以自己的經驗回文如下：我對股票相當外行，對所謂「當沖」少知，也興趣缺缺，這種所謂當日買，當日賣的方法，太緊張，也不踏實。股票可使人起家，也可使人家落，起落之大，不敢想像。我說出自己較特殊際遇供其參考，我在幾十年前第一次買股票是應一位好友相約去看他在銀行服務的經理同學，這位經理告訴我們那時華銀股票，約每股 40 元，可買，我們聽信，都各買三、四張吧！約過一、兩個月，就漲到約四倍，亦即約 160 元，我因即將出國，與朋友說好可以賣了，兩人就全數賣出。後來出國一年，在海外看《聯合報》航空版時，見它每天繼續在漲，曾漲高到 1,000 多元，相當離譜，也再懶得再看了。後來我也曾經另有買過華隆（紡織）、萬有（造紙）都成壁紙的慘痛經驗，公司或工廠關閉了。當時我不信邪，不信真會倒閉，終於受損。另外，也曾經買過一股 640 元的中華開發，一張就要 64 萬元，因傳言一張可配發幾十股。後來這支股票大跌，我再補進一張，導致今日手中有多張中華開發，一股不到 13 元，全部價值不到約二十年前的成本，也無可奈何暗嘆管理團隊經營不力。

你相信嗎？今天一股僅 23.75 元的農林，曾是一股數百元或上千元的股王。股票變化之大，令人難以相信，美其名是投資，更像投機，非務實與手腳緩慢又堅持死守的人該玩的。

20

　　農田與魚塭上種電的問題，在系友群組上掀起熱烈討論，焦點匯集在抱怨地方政府放任開放，造成環境景觀破壞。我對這個問題，憑藉自己的認知，給予一點較客觀、較少動氣的評述，乃批註如下：長期以來，經濟發展與環境保護是兩項相互衝突和矛盾的變數，相關的文獻多如牛毛，這是價值選擇的問題，也難說何者是對或錯。一般在經濟發展初期，經濟效益與價值常較受重視，越是晚期，環境破壞漸嚴重，環境保護漸受到重視。臺灣經濟發展已脫離低度開發國家（less developed nation）或開發中國家（developing nation），理應注重環境保護。但由於人民與政府仍雙雙重視經濟發展，對用電需求孔急，時下在魚塭與農地上種電相當風行，妨害維護自然環境。發展與環保之間的拉鋸戰，將會持續進行中，何時種電的發展才會停止？恐怕要到未來某天，我們的社會深受種電而造成環境破壞的害處，讓全民與政府都有難以承擔的明顯感覺出現時，但是否會有這一天到來？就像近來發生養雞舍臭氣讓小村民難受一般，因屬局部地區危害，整個國家政府似乎感到無關痛癢，但這將會是社會存在不公義的地方之一，確也值得全民關注。

21

友人這樣問我猜誰是搭配侯友宜的副手,雖然有人說是管中閔,但我較傾向郭台銘。我的理由是自己想像的,並沒有證據,純屬感覺,因為我覺得郭台銘有必須完成北京交付任務的壓力,進入最高執政班子,這可走向執行該任務必要的途徑,能被徵召當總統候選人就能如願,不然副手位置也要把握,所以即便朱立倫未以副手位子勸說他,而將主位讓給侯友宜,他應該也會要求。

看後覺得似乎有這樣猜測的理由,侯、郭兩人若能合併,會是國民黨最大的能量,問題在於政治人物各懷鬼胎,常會有他人想像不到的奧妙,朱立倫黨主席會把自己放在什麼位子?也頗費猜疑,侯友宜真被提名候選總統,能自己決定副手的權力有多大?也是問題。郭台銘能要什麼都能得到什麼嗎?也不全無障礙。這些疑問都要等時候到了才能解謎。

朋友認為我分析得還有道理。他也覺得郭台銘已是北京的人,是特首的首選,他的事業視野和作為,早就是胸懷中國、放眼世界,並且在初期即扮演中國企業走向國際的引路人,中共一向喜愛草莽,不愛知識分子,這是他們的土豪或革命基因使然,旺旺集團的蔡氏就是這屬性,並已在臺的內部胡作非為,郭台銘在臺還有企業英雄的形象,位階更高,中共不會放著他不用。有人還說他在前天有傳一文,說國民黨當前掌權者對侯與郭的認定不同,他們認為侯是可以被他們掌控的傀儡,可用來和北京討價還價,但郭是北京認定的特首,整個國民黨都得對他跪拜,這是國民黨掌權者目前不

願看到的局面，也是朱會選侯的重要原因。郭的機靈狐狸性質，臺灣社會大多人都不知，這很令人擔心。

我讀友人回應之後，也再補充幾句，中國國民黨原出自中國，黨內政治人物除本土派的李登輝外，無人能頂住來自中國原始勢力，侯的能耐微弱也很明顯，應也不可能當選，若真當選，也難大作為，給臺灣人沒有大的指望。朱會走他岳父的路線，像是以自己與家族利益考慮為優先，郭的財產落在中國，其中國情節之深就更不用說了。事實上想要特首的人多得是，馬、洪等人，還有那些到過北京聽訓的將領，哪個不想。

22

朋友來信說：感到任何政黨總統候選人的宣傳戰，必須更強調些社會問題和民生問題，不要讓搖擺的選民說出以下的一番話：「你說得很對，可是我要去幹活了。」因為一般人總認為，一種安寧的生活似乎是唯一值得擁有的東西。我也告知自己的看法：作為總統候選人要關心的議題是全面性的，從國防外交到民生問題，樣樣都要顧及，但因目前國家的存亡危急，所以國防外交格外重要，對民生問題若照顧不周，次級黨官或民代實應多加分勞。

23

近日網路頻傳臺灣土地種電與環境受害相關性，也瘋狂

報導 AI 教父黃仁勳應邀返臺,在臺大及多處演講,也引發報紙上一篇〈臺大菁英需更多悲天憫人精神〉的討論,友人傳訊問我對種電與環保有何雙贏的解方?我合併提問與熱點新聞的相關討論,批註個人的感想如下:有關提問及轉文都是關係人類社會選擇演進方向與目標的大問題,不容易做圓滿的回答與評述,要能較詳細回覆,可寫成一大部書,難以短時完成使命。不如在此列舉若干感想,與大家互勉:(1)長期歷史上人類都不斷追求進化,如願的成果不少,但也有許多事與願違;(2)人類追求進化的目標很多,但約可歸納成兩大項,即物質文明與非物質的精神文明;(3)理想的文明進程最好是兩者平衡並進,但事實上常不理想,形成偏斜、矛盾與衝突;(4)會造成兩者無法並進,部分因人類選擇進化目標時的偏失,但也因物質與精神兩者間基本上有互相抗拒性;(5)現代社會人類生活方式走向組織化,都有政府主導變遷與發展,民主國家也都有人民主張的參與成分;(6)臺灣土地上種電與世界性 AI 的發展都較屬物質文明的發展,由較偏向物質的自然科學界領軍帶動,也應社會需要而發展。基於物質與精神文明的對抗性,這兩事件會引發爭論也是必然;(7)這種發展上的矛盾與衝突在政治掛帥的社會或時代很容易遭受政治抨擊,正面可收政策修正及改進的功效,但若過激,會負面妨害科學進步,阻礙解決人類社會迫切的問題,也非好事;(8)發展講究平衡性,最能使地球上生態保持長存,人類也才可得到最高利益,也是最大幸福;(9)為能使物質與精神文明並進,社會菁英與底層都同享科學的發明和發展的利益與幸福最大化,社會的意見和主張有必要

保持在多元民主相容精確選擇的制度下運行，可能無絕對正確完滿的選擇，但不得已也得對最大利益最小損傷的目標加以接受；(10)因此評量與選擇各種發展的正確損益，也就成為國家社會上下都要認真用心的課題。

24

一大早友人傳來問安的美麗畫景，附上「人生所有的遇見都是一種難得美好的緣分」的文字。我也簡答：「緣」字可作為解答所有容易與困難了解的際遇。

25

得知股神巴菲特說的七段話，簡短精闢。(1)巴菲特在美國一所大學舉行演講。一個學生問：你認為什麼樣的人生才是真正的成功？他沒有談到財富，而是說：「其實，你們到了我這個年紀的時候，就會發現衡量自己成功的標準就是有多少人在真正關心你、愛你。」他說出了人生的一個祕密：幸福的關鍵是我們是否活在充滿愛的環境裡。(2)如果你向神求助，說明你相信神的能力；如果神沒有幫助你，說明神相信你的能力。(3)隨著年齡的增長，我們並不是失去了一些朋友，而是我們懂得了誰才是真正的朋友。(4)當有人逼迫你去突破自己，你要感恩他（她），他（她）是你生命中的貴人，或許你會因此而改變和蛻變。(5)當沒有人逼迫你時，請自己逼迫自己，因為真正的改變是自己想改變。(6)蛻變

的過程是很痛苦的，但每一次的蛻變都會有成長的驚喜。（7）做你沒做過的事情叫成長，做你不願意做的事情叫改變，做你不敢做的事情叫突破。此外，有一些人認為巴菲特對科技的認知比較小心。

　　我對這些話的感觸是：巴菲特因擅長買賣股票，錢賺很多而聞名，他能賺多錢是因為他有智慧，他的智慧也表現在言談上，而他有智慧的言談也不過是得自能用心體會與感受生活的心得。確實科技股已占股票類別的大部分，科技產業也成為相對容易賺錢的產業，對科技產業有較多認識的人常較容易成為炒股票能手，我也相信巴菲特是一等的能手。他有這才能是因為他有天賦，以及他能用心。他賺那麼多錢不得不令人佩服，但也不必羨慕，人各有志，才各有專，巴菲特的才志可使他過好物質生活，會令許多同道者敬仰與羨慕，但對不同道的人而言，就沒有太大意義。

26

　　中學同學群組傳來鄧麗君演唱〈安平追想曲〉的影片。我回以百聽不厭的〈安平追想曲〉，給無父的臺南混血女孩無限哀思與感嘆。也讓人讚嘆許石與陳達儒兩位先賢譜出感人肺腑的神曲妙詞。

27

　　在政府機關擔任高層公職退休的門生友人，傳來一張早

年公路局車輛的照片，並附三句說明：坐過這種公路局的車？代表你不年輕了。剪過這種月票？代表你有年紀了。拉過這種下車鈴？代表你真的老了。後也附言：常想過去單純易於滿足的簡樸生活，不由得年輕許多！

　　我讀後也有感：從各種記憶中尋找自己的年齡了。感悟智者與幸者能使主觀的我比客觀的我年輕，反之不智與不幸者，主觀的我常會比客觀的我衰老。傳者謬讚我筆耕不輟，為文能如行雲流水，思想觀念推陳出新，為後輩晚生者所不及，如奔馳駿馬，主觀年輕，客觀亦馬力充沛，兩者俱年輕不老！

　　我不得不再回文：您也太客氣，畢竟資質平庸，欠缺才子之資，行文口語未能流暢自如，只需多費心思琢磨調整，不使太差，以免造成笑話而已。

28

　　有人傳來接近臺灣颱風轉彎圖及附註如下：日本媒體注意到，似乎有某種神奇力量在護佑臺灣！臺灣——颱彎，地名取得真好！

　　我讀後有感，日本占領臺灣雖也把臺灣當為殖民地，臺灣人曾有激烈反抗，但因有長久治理之計，把臺灣建設得較像日本內地，臺灣人對其懷有好感者也不少。中國與日本則有經歷八年抗戰的深仇大恨，此時日本民間普遍也能分辨臺灣與中國的差異，暗中祝福臺灣也理所當然。

29

友人轉傳近日在日本廣島召開的 G7 高峰會內容概要，特別提及日本外交的平衡感，意旨日本在去年十二月公布的國家安全戰略中，「臺灣海峽和平與穩定的重要性」被表述為「對國際社會的安全和繁榮不可或缺」，也被列在 G7 高峰會紀錄中。這是非常強烈的表述，為維護「臺灣海峽的和平穩定」付出代價將被視為理所當然。

我的相關看法是：每個國家的外交都以自己國家利益為優先，若對他國有利，是因對己國與他國有雙利。目前有不少國家的外交政策都能偏向臺灣，疏離對岸中共，也都因如此對它們自己較有利。

30

友人轉來一則短片，名為「南方，寂寞鐵道」，片長只有兩分多鐘，記錄這種舊式的蒸汽火車行走沿路的田野及山海景觀，以及多種相關人員的記憶與感言，包括乘客、服務人員、鐵道修理工及駕駛等。

我看了頗有感觸，覺得這種寂寞的鐵道在高速豪華的交通工具未能普及全臺灣各角落的時候，還得承擔起運送偏僻地區人民的任務，功能雖然有點寂寞，任務卻是神聖偉大的。

友人讀我批註後，再傳來他如下的感言：這種火車也很親民，是寧靜鄉下的良友好友，住在鐵道邊的人，對於每天固定行駛的火車，聽到它的聲響和氣息，就感到溫馨。在鐵

路工作的人員，也成了鄉人敬仰的對象。可是這種友好情境，似乎已不復存在了。

31

　　群組傳來「小小臺灣」影片並附註如下：小小臺灣應有 300 個景點達到世界遺產的等級。臺灣面積 36,000 平方公里，卻擁有 200 座 3,000 公尺以上的山峰，……。

　　我回：小小臺灣，好壞美醜，本質重要，認知與感受更為重要。我們悉聽臺灣是美麗寶島，但前幾年卻也有狂妄的年輕政治人物在媒體上大放厥辭，譏臺灣為鬼島。也讓我忍不住寫了〈鬼島之恥〉一文，為之洩氣。

32

　　系友在地方政府機關農業行政部門任職，近傳來他推動棲架監測獎勵金的宣導廣告，內文如下：架設棲架能讓猛禽有高處可以站，臺灣瀕臨絕種的「草鴞」有機會在農友田裡抓老鼠。實施區域包括……。

　　我回他說，農藥的使用無論在寂靜的春天，或是夏天與秋冬，讓臺灣田野裡的老鼠已不多見，猛禽也減少了，如今棲架的意義，與其是要讓猛禽可在高處站立，俯視地面的老鼠，加以捕捉，不如當為增添一點田野新景觀，讓辛苦的農耕人能多加一點工作的樂趣。

33

　　今見同學夫人畫家王美幸女士傳來在展覽中,她畫的幾位對臺灣有意義的人物。我除讚賞王女士是一位有心的畫家,愛畫對臺灣有意義的人物,令人感動外,也對畫中幾位人物,就我所知做了一些補述:陳炯明醫師是臺灣小兒科的推手,我未曾謀面,倒是認識他的大哥陳炯松教授,任教臺大農藝系退休。陳炯松教授是友人陳卓全教授的父親,年輕的陳卓全教授原任教清華大學化學系,與我同時間在美國同城市的不同學校進修,不幸罹患血癌過世。

　　美幸大師形容江千代醫師是最好的醫師、女兒、妻子、母親並不為過,是一位好醫師,大家也不陌生,是那時代少有聞名的臺大婦產科女醫師,後來擔任臺北婦幼醫院院長多年。我因在臺灣人口學會理事會同事過,乃有認識之緣,曾被邀為她領導的臺北市家庭計畫推動成員開講過「人口遷移與家庭計畫」的專題。我不知她要服侍百歲高堂,是最好的妻子無疑是因為同是名醫的夫婿在旅遊太魯閣時受到落石而受重傷,一輩子照顧他而感人肺腑。她是好母親,可能是指對兒女前程的關切,細節我不知。有一較新鮮的事是兩位名醫父母並未堅持兒子一定要學醫,而是讓他自由學習農業經濟學,為赴美留學事略微諮詢過我。

　　美幸大師也畫了鄭欽仁教授,鄭教授是臺大歷史系教授退休,獲有東京大學歷史博士學位,關懷臺灣民主化運動,擔任現代學術基金會董事長,本人受他邀當為研究員,並無實質職責,象徵意義較大。

我補述這幾位畫中人物，也因感悟此事與我曾經為幾位小人物寫過傳記有異曲同工之妙。

34

　　在美教書退休友人傳來他為夫人寫的傳記文，文章相當長，用英文寫成，從他們在大學念書時於聖誕節聚會上認識寫起，而後開始書信往來，經過不算長時間認識後彼此相愛，在友人出國進修前，兩人到法院公證結婚，兩年後以眷屬身分將夫人接到美國，過著刻苦的留學生生活。友人努力攻讀博士學位，夫人先是打工幫忙家計，後也進修取得教育學與商業管理碩士學位，當過小店售貨員、銀行小職員，晉升到副經理，後考取會計師執照，離開銀行，自己經營會計師事務所，教人報稅、投資理財，賺進大學教授夫婿薪水六倍的收入，兩人現在過著退休後優厚的生活。

　　讀完全文，佩服夫人一路的努力與成就，也恭喜友人的稱心與福氣。

35

　　在美友人傳來一篇短篇英文小說，描寫兩個美國年輕男女到歐洲旅行相遇後分開，再遇見後結婚生子，經過二十四年後結束婚姻的故事。

　　我的感想是：旅行中邂逅的故事有趣也傷感，那麼羅曼蒂克的認識過程，結婚了二十四年，有三個小孩後結束，情

何以堪？這個慕尼黑城市對年輕的旅行者也真誘人，有一年我從臺德社會經濟協會得到一個研究計畫機會，到德國進行研究，同行三人曾繞德國一大圈，也到過慕尼黑，這都市的中心有許多啤酒屋讓遊客買醉。故事中的英國花園或公園就近慕尼黑大學，白天就有年輕女孩光溜溜地躺在草坪上曬太陽，真是大開眼界。這趟研究行程還到東德繞了一些地方，那時東、西德才剛合併，東德明顯落後，正在加緊建設中。

36

友人傳來署名中央研究院王汎森副院長所寫〈一壁殘陽，國家的宿命〉一文，問我何人認識王副院長？友人且表示不明王汎森對共產政權統治的看法。

我回以不認識，並回覆閱讀該文後的感想如下：**謝謝轉來這篇文章**，作者在簡介是北港人，內文卻說自己是廣東人，很奇怪。初讀文章內容好像有理，細想實際上他是為中國的專制獨裁脫罪。當為中央研究院的副院長在自己的國家飽受中國敵對威脅之際，寫出中國專制的宿命論，容易被誤解臺灣應乖乖順從，受它統治，雖沒明說，但內含不無令人體會此意，至少說明自由世界反對中國的專制武統不應該，這又將臺灣為維護自由民主價值與體制而抵制共產專制的苦難置於何地？

後來又有友人查明此文章原始版於 2019 年在網路上流傳，是一位自稱資深律師傳出的。

37

　　友人來信，告知確診，自我隔離十四天，終於轉陰性。兩週的時間並不長，但活動的約束，讓人感受局部的不自由，已屬酷刑，所幸他在思考、閱讀、表達上，都能毫無拘束，否則連心靈活動也遭禁錮，鐵定像是地獄。由此經驗使他深感自由的珍貴，失去了才徹底了解。

　　讀了友人傳文後，我首先恭喜他康復出關，確診的確是感受失去自由的很好經驗，但不一定每人都會往這方面思考。恢復自由後最讓人振奮的，應該是可再無拘無束地繼續自己最愛的活動了。

38

　　友人一大早來訊問安，並附以自己拍攝照片一張，兩條絲瓜與一顆南瓜懸吊在瓜棚下，我問是否為自己栽種？回以沒那條件與本事，是木柵貓空步道旁農家種的。

　　我看過後，深感所有農產品並不很貴重，但栽種是要費點心力，像要收成這兩條菜瓜（絲瓜）和一顆金瓜（南瓜），就需要經過費力的搭棚、澆水，可能也要防蟲。當你慨嘆沒條件與本事，其實並非真沒有，只因不是農人，否則為了生計，非得賣力不行。其實農人的條件與本事並不高，是因為太辛苦，有許多人都不願意當。

39

　　喜愛歌唱的中學同學轉來兩位音樂天才少年表演的短片，並加上註解，一位是在羅馬音樂院取得最高表演文憑的黃奕誠，被他的教授讚譽為上帝親吻過的嗓子，但他在國內演唱時，聽眾並不踴躍。他為生計，又在成功大學取得土木技師執照；另一位則是小提琴家曾宇謙，曾於 2015 年在他 20 歲時獲得在莫斯科舉行第 15 屆柴可夫斯基國際音樂比賽最年輕小提琴最高獎，但至今過了八年，未見過被邀約到歐美國家演奏。

　　這兩人的境遇讓我感受到，天才能常人所不能，但要進而揚名天下，還要有適當環境的孕育與滋潤。當前臺灣社會環境對民眾對政論名嘴與科技及企業天才的喜愛有餘，對流行歌星的擁戴也很熱絡，但對古典音樂藝術家的重視就不足了。

40

　　同學傳來 7 月 4 日去參加美東夏令會，見到許多老朋友，非常開心，表示三年不見，很有歲月不饒人的感覺，以前常常來參加的老同學今年卻沒有看到。

　　這則傳訊讓我記起還在進修時，有一年美東同鄉會夏令營在本校校園召開，內人的表姐一家人，還有兩位他們的親戚從遠地而來，擠在我租的小公寓。會還沒開，同校的 K 黨職業學生在黨員小組會議時，就唱名我可能會去參加，要特

別留意，若是參加就要向上報告。參加小組會議的要好友人事先私下告知，要我小心，也勸我不要參加，免得找上麻煩。有天在路上遇到這位職字號仁兄，我向他說，要替政府做事，應以地主之宜，問與會同鄉有何需要幫助才對，若能釋出友善相對，同鄉要反對政府也會不好意思，那有事情未發生，就擺出與同鄉作對，豈不逼人造反。我無去參加，他也無話以對。

41

同學群組傳來臺北都市十二大怪鳥，有的形狀怪、有的性情怪、有的出聲怪。我看過這些怪鳥之後，得到對臺灣鳥類的觀感如下：鳥類是長途飛行的生物，臺灣這海島成為各種鳥類長途飛行飄洋過海後棲身停留之地，鳥類特別多，迷得賞鳥族出動巨型望遠鏡到處擺設觀看，臺北都市及他地除了這十二種大怪鳥，還有許多五顏六色、大小不同的美麗飛鳥，讓你看了不得不喜歡、稱讚。

42

友人見另一友人每天忙碌陪伴自美國回來的孫子，到處參訪臺灣鄉村廟宇，乃寄來家鄉附近學甲慈濟宮照片，並記載小時參訪該廟的印象如下：「學甲慈濟宮，收藏有國寶級的葉王交趾陶，路過時值得停下來看，順便品嚐當地知名的虱目魚料理。我的母親是學甲人，我舅父曾在廟旁租用廟產開

西藥房，做小生意。我小時候，常搭乘小火車，或慢行一小時就能到達，幾乎每年都去看他們和到廟裡玩。」最後他也勉勵我用筆寫下一些有關鄉村寺廟的民俗片段。

我告以有關鄉村寺廟，我曾寫過一文，題為「農村中的寺廟」，收錄在 2021 年 12 月由方集出版社印行的《找回臺灣番薯根》一書中。我也表明學甲慈濟宮這廟並未到過，但父親的好友是拳師，曾在該廟開班練拳，有時我父親會去代班。此外，我另補充一小段有關臺灣鄉村寺廟的記述如下：臺南沿海地帶村落廟宇特別多，與先民最早從這些地方登陸定居有關。村中向外移民發財後，也都會回鄉修建大廟，廟宇都很宏偉壯觀，下營上帝廟就夠壯觀了。原臺南縣內的廟宇應以南鯤鯓五府千歲廟最為壯觀著名，也常為縣內政要商討有關選舉事務的聚會之處。有一次回鄉與同學到南寶球場打球，巧遇一位同鄉耆老，邀我那晚一起到南鯤鯓喬政事，我因要回臺北，未與同行。若去了定可增一智，會知道一些地方選舉事是怎麼喬出來的。

43

同學寄上一幅畫，說明描繪一對鯉魚，在荷塘裡悠悠自在無憂無慮的悠游著！

我讚賞他的畫作一向很寫實，但這幅畫作讓我初看時覺得有點抽象概念。我提了這問題是因為對荷花印象清晰，對荷葉印象較模糊，那片荷葉讓我老花的眼睛看出一隻有尾巴的老鼠抱著一隻蛤蟆。

44

　　傳文表達臺南的定義是隨著朝代不同而異，日據時代以前叫府城，包含東、西、南、北城門內，到日據時代，設立臺南州，包括今日的臺南、嘉義、雲林。所謂府城就指臺南市，市役所設在今日的永福國小對面的木造樓房，也就是當時的市長公館。鄰近的行政區稱為郡，有新化郡、北門郡、新豐郡、曾文郡等。戰後且把臺南地區改為臺南市和臺南縣，到幾年前又流行大都市，合併成為大臺南市，包括以前的臺南縣市，以前屬臺南縣的六甲頂、鹽行，聽起來很親切感，且很熟悉，現在且叫永康區什麼路，搞不懂是什麼地方。

　　我與這位傳文的老同學說，笑他多少有點老人喜愛細說過去印象與記憶的趣味與毛病，我和他搭腔也同樣犯了這毛病。臺南市外貌與行政結構的變遷確實說來話長，設府建市時間很早，但外形的膨脹、改變在最近這幾十年內加速度進行，正好被我們遇上了，難怪會認不出什麼永康區什麼路。我們這一代是看到它的發展，卻看不到它的崩塌，也許要到幾代以後。大城市的發展多少是因附近農村的衰敗成就了它，以後是否會回過頭來人從市中心分散到附近廣闊的鄉村呢？歐洲幾個古老國家的經驗告訴我們不無可能，主要是在落後的鄉村投資建設，將來的臺灣是否也會這樣改變，就要看人民怎麼想、政府怎麼做。美國主要是黑人把白人逼出去了。

45

　　有人寄來六十年前「臺灣農村景象」短片一輯，是無彩色的黑白片。我感謝也轉寄六十年前「臺灣農村」影集第一輯，那時我們正在大學念書時代，多少都有記憶或懷念。由鑑往而可知來，但如何知未來呢？必會言人人殊，為政者或許最應多為人民謀福利，努力改善人民生活，包括曾經辛苦挑水、除草、養鴨的農人之家等。農村居民或許仍應不辭辛勞，努力謀生，尤其必要尋找思索更省力有效的方法與技術。一般的普羅大眾或許最需要基於同胞之誼，對在鄉務農者，惜之、扶之，藉以能長久供應自己需求的米糧、魚肉與蔬果了。

第六篇　2023 年第三季

1

　　《華爾街日報》週三（2023 年 7 月 5 日）以「臺灣極難的選擇：成為烏克蘭還是香港？」為題，評述臺灣面對未來的兩難處境。《華爾街日報》指出，臺灣民眾密切關注著俄烏戰爭的每一個新動向，但對自身未來得出的結論卻大相逕庭。一些人認為，如果臺灣社會堅守不退，就有可能打敗對方。但烏克蘭多個城市遭戰火摧殘的畫面，卻讓另外一些人認為，只要不爆發戰爭就好，應盡其所能避免惹怒北京，哪怕意味著痛苦的妥協。民進黨執政，可以更安全、更繁榮、更公義，這是在未來幾個月，本土派必須努力說明並說服臺灣社會的，明教授等人每天的苦口婆心，令人感動，而民進黨本身，似乎力道不足，這令人擔憂。

　　我讀後表示所言確是，政治信念常是信者恆信，不信者恆不信，許多兩難的事，確也常很難合一，不得已在百般無奈下，也只好盡人力，待天命。

2

　　有人傳來時下新聞，嘉南平原共有數個水庫的灌溉區，因缺水而不得已停止灌溉，區域內農地全年休耕，稻農憤怒，要求還給工作權。友人及本人的家鄉都位於嘉南平原，他表

示對平原內的幾個水庫的供水問題一直擔心，認為這次麻煩大了。

我感覺平原內農民得不到水灌溉主要是工業搶去用水，這證明工業化對農業的一大危害。至於大家關心嘉南平原內水庫的供水表示了濃濃的故鄉情，這種情感亦即是社區依附（Community attachment）之情，有識之士皆會有，由此意志發揮對社區的關愛與建設發展之心。此心可擴大成愛國愛民愛天下，也常會約束心胸狹小之人形成偏差的地域觀念，或被野心家獨裁者藉用省籍心結作為分化統治人民的手段。

3

專攻環境科學的友人表示海水淡化非常耗電，也不便宜，維護需要有一定水準的技術人員，大概逼迫大規模且賺錢的工業用戶採用才有可能，農業，尤其是稻作用不起。印象中曾文水庫和南化水庫之間有一條連通管工程，用意在互補，若工程沒延誤，也得到明年才能完工使用，基本上，這是水利單位低估氣候變遷的衝擊，未能更早且更積極推動的結果，連通互補是常識，可對抗不平均的區域降雨，是很早就知道的道理，但就是未積極推動。臺灣的水費、電費太便宜，無法促成節水、節能的操作習慣，他在 55 歲從××集團退休，找了幾位同好，開了一家做節能的公司，都二十年了，沒被消滅，但也沒有什麼成就，客戶全是私人單位，如淡大、輔大、北醫大及附屬醫院、味全、宏達電、南山人壽大樓等，極少數不在乎成本的公家單位，且要擴大客戶群也極為困

難，因為水、電在成本結構中占比太小，推動力通常來自高層的形象需求和組織面對 ESG（環境保護、社會責任與公司治理）的要求。

我認為關於科學的應用，常會因為認知落差或相對經濟成本的估算未能即時有效應用推展，是時空環境使然，並非科學知識無用論之過錯，當時空條件改變，許多本來乏人問津的科學知識常會被揭露成顯學熱門。您的節能減碳理念專長與許多尖端科技，都是這種被許多普通人當成不見棺材不掉淚的有罩門知識與科學，時候未到不會知道重要與價值，等時空合適又會被搶破頭。

4

群組三位夥伴分別傳來三則短片：一是拍攝海中彩色群魚悠游海藻叢中找食的美麗景象；二是枝頭上鳥巢內兩隻親鳥餵食小鳥的感人畫面，以及群鳥在海上飛翔的壯觀畫面；三是傳者拍攝他的小孫子在一項國際性演奏會上的提琴表演錄影，演奏技術成熟，曲子動聽。

我猜想為何人愛看飛鳥、游魚與花草？除了貌美外，莫非也是因為牠們無憂無慮悠然自得，而且自然成長綻放，能讓你隨心所欲忘懷觀賞，人愛聽音樂則是因為悅耳也舒心。

5

傳聞提起在十年前轟動社會一時的在職軍人洪仲丘被

凌虐致死的事件,引發 25 萬同情的白衫軍上街頭,並齊唱《悲慘世界》音樂劇裡戰歌,令當時在場的友人感動,於今傳來群眾唱歌紀錄片,並附上如下感言:「十年過去了,當年這群人在凱道,用熱情宣告臺灣正式進入有覺醒的公民社會。但到 2023 年,臺灣卻處於困惑的十字口,擁有完全的自主,或寧可侍候強權而取得安寧,這個公民社會並未得其應有的共識。公民分裂了。」

這項傳聞使我想起法國大文豪雨果(Victor Hugo)寫一本被翻譯成《悲慘世界》的名著,我在中學時讀後受影響甚深,每次被問及一生受哪本書的影響最深時,都會回答這本書。主要被感動的是,作者刻劃出書中主人翁尚萬近(Jean Valjean)為實踐高尚的道德情操,而經歷千辛苦難的故事。

6

友人夫婦傳來他們在回臺見我們後,於返美途中確診,並在近日得知他們的一位友人在睡夢中去世了,這位過世的太太因先生打算回臺定居,她不願意,長期爭吵,悶悶不樂,得了憂鬱症。

我也同感人生無常,今日生,難保明天一定還能活,到了這年歲,活一天算一天。真的是有些人不久前還在,過些時就不見了,上個月我才去送行一位親戚,大我三歲。還好臺灣的健保制度讓許多窮人生病都能看得起醫生,可延長不少生命,因有這世界上少有的好制度,許多外移老人或病人都會回來治病養生,我有兩位在美國的朋友也做回臺定居的

打算，你那位好朋友如果也能想到回臺灣有健保的好處，歡歡喜喜與先生回來，也許現在還能活著，這也是她的命。我們就這樣每天得過且過，如果運氣好，還可能多活幾年，但要緊的是不要有病痛，能吃也能睡，活著才有意義，願上帝或神明保佑我們大家。

7

　　退休友人郭教授傳來：與中研院臺灣史通家黃所長，於昨天相約在臺大母校觀戰：「第一屆世界聽障青年桌球錦標賽」，與烏克蘭選手同遊，並與匈牙利女領隊合影。……多年前在內蒙古忽爾哈特比賽，我與陳姓友人雙打，在地主國主場，擊敗中國雙打選手組合，從此以後，開啟十年在國際桌球錦標賽之賽程，各在歐／美／亞洲地區，連續參加「亞洲盃」／「亞太盃」／「世界盃」，值此夏日炎炎，遊走臺大校園，我最愛戴著斗笠（原是亞太盃在胡志明市開幕時，越南文化部長贈送各國選手禮物）到處涼快，走在臺大，常被當成夏日中的無業遊民，我只好向所長史家戲稱：「一名童丐，可乎？！」或許以一支球拍遊走世間，以球會友，廣結善緣……。

　　我讚他以一支球拍遊歷全球，經久不衰，值！早知有如此好空，我也自早應拚命練習，也得此一技之長，賺取這有價門票。只怕身手沒童丐兒靈活，白忙一場，未能竟全功。

8

友人問臺灣年輕人想要的臺灣未來，好像跟我們這世代不一樣，具體是什麼？他很想知道，很想請教了解狀況的人。

我表達粗淺的觀察：他們普遍注重當下，喜好享受當下的成果，卻也很厭惡他們不滿的時下，但少想未來。對於臺灣未來，他們少去想像將會如何演變，更少去設想應該如何建設與經營，有點今朝有酒今朝醉，以為未來都會如他們所願，政府與別人都應該為他／她們鋪好路、搭好橋，若沒做到，是政府與他人的不是，罪不在己。一些人對共產黨暴行與危險未有意識，以為他們來了，也會為他們世代鋪好路、搭好橋，與其他政黨或政府不會有兩樣。這明明是盲人騎瞎馬，但自己不自知，也不自覺。

他收到我的回覆後再續提，這是他收到最清晰中肯的觀察，我再列舉幾套父輩與年輕人表現不一樣的地方，包括在喝水方面，父親喝白開水，兒女喝一大堆不同名稱的飲料；父親養狗，給牠吃剩飯剩菜；兒女要給牠美容、吃健康食品、買狗衣物與玩具等；父親買一個通用的鍋，兒女買多種鍋；父親在家吃飽飯，年輕人要外食多種餐，父輩洗濯只用南橋肥皂，兒女使用多種洗濯用品，包括沐浴乳、洗面乳等；還有許多不同的對照……。

我用這些兩代人行為模式的差距來形容回答。他表示這已是兩個完全不同的世界，且這都是物質面的差異，至於形而上的呢？對自由、平等、尊嚴、人權和紀律等的認知和立場又如何？

我也表示年輕世代對整個人生態度與價值觀都變了樣，何以致此？因素不只其一，個人的處境與體會、自然與社會環境的走樣、國家與世界新情勢，都潛藏與暴露出許多力量，引誘或壓迫年輕人。他一直在強調賴清德要盡可能想辦法和年輕人及沒有表態的選民溝通，例如舉辦 Town Hall Meeting 之類的活動，利用這種機會來回答他們所關心的問題，增加他們對他的政績和能力有更多的了解、認識及信心，也多宣導他在 8 月去南美洲，過境美國時，美國官方或非官方對他的招待等。他的表現及媒體的報導和評論，對他是否能在剩下幾個月的總統選戰中最後獲得勝利，將會有非常大的影響。

　　我對友人的觀察與建議，回覆如下：不知信「賴」的團隊有沒有意識到？年輕人確實有他們特殊的癖好，掌握該群族的認同對選舉的勝利事關重要，但願他們能知覺與應對。選民的投票行為會因族群不同而有差異，目前三位檯面上臺灣的總統候選人比較得到支持的族群似乎也都有差別，候選人本身應該也會注意到這種差異性。多位支持賴清德的較年長的友人，都見到候選人當中柯文哲較能重視經營年輕族群的支持，賴清德反而好像較少注意到這方面的經營，因此有不少支持的選民也都感到憂心，都紛紛表示信「賴」團隊應能多做些與年輕選民溝通的事。

9

　　系友群組中張先生傳送已故前臺大文學院長朱炎教授

撰寫一篇〈餓是今生最深的記憶〉一文，此文內容描述作者一生飽受飢餓的折磨，直到大學畢業，歷程中充滿淚水。話從現在這一代的年輕人大概很難想像飢餓是什麼滋味說起，全文用五個綱要串連在一起，這五個綱要是：（1）狗與我不愉快的遭遇聯繫在一起；（2）發誓有了錢要把油條沾米湯吃個夠；（3）同學將不用的飯票給我勉強度過三餐；（4）一文錢逼死英雄好漢；（5）頭一回竟然有人把飯菜送到我面前。

　　我讀完全文後，回文如下：我讀了很受感動，並回文告訴大家，系裡老師對朱炎院長幾乎都認識，他與吳聰賢老師是鄰居，兩人很熟，他對本系也有較深入的認識。他擔任中研院歐美所所長時，經吳老師找我寫了一篇美國的人口研究，刊登在他們所裡的刊物上。他當國科會副主委時，也經吳老師找廖正宏老師去當人文社會科學處處長。如他在文章中所述，應與我同屆或高我一屆畢業，服役時同樣被分發到金門68師，當時我不認識他，他在文章中提到被分發到一個小單位，沒說哪一個，我是被分發到尚義機場跑道外守護海防，當一個小排長，每天白天帶隊修建機場跑道，晚上就要提防對岸的水鬼游泳上來，割下我們的頭顱去報功。當時每隔一天的傍晚，對岸會打來宣傳彈，在空中爆裂，像大煙火，但碎片掉下來還是會殺死人的。宣傳彈有時也會直接命中在碉堡上，我在碉堡裡時同時間頭上就中了兩顆，算是命大，死裡逃生，這事也有點不堪回首。

　　看朱院長文中提到當過小乞丐一事，令人鼻酸。一些描寫中國早時的戲劇常會因天災戰亂而有飢民行乞。戰後一段時間臺灣社會也存在乞丐，後來政府感於有礙觀瞻，下令取

締，曾有議論，所幸後來經濟發展，乞丐自然消失。不過至今還有遊民這一行業，也是諷刺。也許臺灣氣候較適合農業生產，儘管有乞丐的存在，雖然過得不是很好，卻少見完全討不到飯吃會餓死，這比早年中國出現災荒時顆粒無收，到處餓死人的情況好很多。

10

　　聽到〈流浪到淡水〉，不免想起金門王和李炳輝。這歌曲上了音樂殿堂，而唱紅該曲的兩位盲人歌者，金門王已逝，李炳輝流落街頭賣藝，賺取微薄收入，這多少也反應臺灣社會變化，像李炳輝這樣的弱者，變得更弱。

　　社會上弱者會變得更弱，顯示社會缺乏拉拔、提升弱者的機制，若有力量也不足。小英總統在八年任內因選前政見有注重實施社會福利，在政務團隊中也有一位這方面的專家林萬億，多少算是沒有完全忽視對弱者的照護，但在扶持弱者增強方面就較少有建樹，可能也因為在這方面要建功較有難度。仔細觀察社會中還是有些團體的作為多少是符合這種目標的，見過中學時我們同班的黃南海博士，創立臺南市盲人歌唱班；我認識的一友人為薛伯輝基金會創設憨童增藝益智計畫，都較屬這類的福利措施，但畢竟這種對社會弱勢者的關懷與活動都較難被社會大眾注意，除非以大規模的社會運動推出，才能較有效果，但這又常會演變成政治事件，對躲藏在社會黑暗角落的少數特殊弱者，仍很難被攤在陽光下。有見於此，我寫過〈小人物列傳〉一文，希能喚醒社會

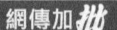

能對極少數弱者的注意與關切。

11

　　今晨群組傳來北韓強人金正恩觀賞軍隊演奏與高唱歌曲，演奏與歌唱人員各個戎裝整齊，臉部嚴肅緊張，又要裝輕鬆愉悅。我看過後，做如下註解：很不搭調的奇怪場面，不像優美幽默，較像諷刺鬧劇。然而，共產軍中多辦一些音樂會不無好處，試看能否因此忘掉要發動戰爭。

　　另一群組成員也再傳觀感如下：「我不懂音樂但覺得很好聽，也許習近平也可學習放輕鬆一點。」針對此一看法，我也再補充一點小意見：音樂是好聽，我指不搭調是看到演奏與歌唱者既嚴肅緊張，又得裝輕鬆愉快。

12

　　群組傳來一則短片，記錄當年剛入伍充員兵操練各項體能，題目是「老男人的回憶」。

　　我看完影片後有感，批註如下：如今的老男人個個都曾經年輕過，都會爬竹竿、翻越水泥牆、跳過障礙物、匍匐前進，而如今個個也都垂垂老矣，回顧一生，所為何事？有過呼風喚雨、榮耀富貴、豐功偉業？或是曾經為非作歹、隨波逐流、似草木腐朽？終將了結生命，也會蓋棺論定。

13

　　事隔多年，不少臺大農推系友還是會傳訊或口頭問及母系改名的事，因為這是讓他（她）們有點要回娘家卻找不到母親，或掃墓時找不到祖先墳墓的感覺，不無傷感之情。

　　我被問及後一併回答如下：當為系友，大家應互相感謝關心母系改名的事，那是在我退休後的事了，本來不便再提及，但是不說，可能有許多系友也不會知道來龍去脈。當時改名的不只農推系，農學院本身也改了，院內除了農推，還有農工、植病、森林、畜牧等系也都改過。那一陣子會紛紛更改系名，因有評鑑，也因流行，背後較為根本的原因是，臺灣社會工商起飛，農業衰敗，大學生讀農意願大減，考進農學院後，轉系轉院比率相對較高，評鑑時成績會受影響，嚴重者可能要受迫減少招生名額或停招。原農推系就是轉系率高的一系，院系同仁就想到由更改系名作為適應，至於為何會改成如今的名稱，則是系裡同仁共同絞腦汁思考的結果吧！於今思索起來，會取此新名稱，應也以舊架構為基礎而設計的，以生物產業替代農業，以傳播取代推廣，以發展專注在鄉村發展上，這樣的更改也還算合理。新系名中有傳播之名果然很能吸引喜歡當媒體傳播人的年輕人，會有這一轉向的風潮，也因系裡於改名之初，未能掌握我們身在生物資源暨農學院中成員的立場與本意，未能堅持不背叛母體，追逐一般新聞媒體的風浪而去，因此在課程的設計及新人的引進上，未能顧及保留一些原農業推廣及鄉村社會兩項系的基本傳統精神和立場的教學與研究，也就一直延續下去。事實

上,社會並非真的沒有農推與鄉社的需要,而是沒有再用心經營而已。學系改名有的換湯不換藥,農推系改名後則變得比較徹底,原來的根都被拔除,不無可惜與遺憾之處。有系友曾表示新系名與內容與原系的漸行漸遠,不如搬出院外。我則回以不能輕言移出,否則說不好聽,廟公就真的被乞丐趕走了。完滿之計是考慮新農業農民與農村性格與問題,在教學與研究上多注入合適的課程與議題,救回一點原有本色,與歷史接軌。

14

系友傳來:疫情迭起,公衛系在醫學上的角色備受肯定,而農推系就是農學院的公衛系,但可惜了我們自己!

我讀後覺得比喻農推系在農學院的角色有如公衛在醫學上,很有意思,但未多加以說明,據我的了解,兩者雖非主角,但都功不可沒,公衛經由教導民眾注重環境衛生,預防疾病,減少不少醫療負擔,而可達到增進健康的目的;農推則透過教育傳遞農民農業知識與技能,達成農業生產,豐富糧食,增進國民的營養健康。此外,公衛與鄉社都從關切廣闊面民眾的健康與福祉,以改善其生活,增進其幸福,為最終目標。話說臺大農推與公衛的密切關係,兩系設立時間約在同一時期,農推系比公衛系早設幾年,那時候臺灣的社會還以鄉村為主流,公衛的實務以鄉村地區為推動的重心。公衛在設系之初,第一任系主任陳拱北教授曾到農推系來借人,楊懋春主任將第一屆畢業生成績優異的羅俊男系友推薦

給他，隨即被送到美國加州大學柏克萊分校進修公共衛生，取得碩士學位後返回公衛系任教。兩系的這段密切關係，也可為兩系角色的相近多添上一段佳話。

15

朋友說從免死金牌看到中國人對權威順服的模樣。猶太人順服的是《妥拉》，是上帝的言語；中國人則是皇帝的意志。兩者在神聖性、可變性、持久性等方面應該都有差異，猶太人的《妥拉》，部分成了基督教的舊約《聖經》，成了西方文明的基石之一。西方和中國在文明發展上的差異，與此比較有關。

我說：中國皇帝稱為天子，實際權威比天還大，天還不能絕對控制人的生命，皇帝可掌控人民百姓的生死大權，要你死，一聲令下：「拖出去，斬了。」就死了；要你生，賜你一塊免死鐵券，既使犯下滔天死罪，也可免死，還能恩澤子孫三代。這樣的傳統價值觀，也使中國到如今還不能走向文明的民主社會，領導者常假共產黨制度之器，壯自己的威權之實，形式上雖然並未握有免死鐵券，但要整肅異己，或拔升親信，卻與手握鐵券的生殺大權無異。

16

群組寄來三則精短影片：一為日語演唱的〈沙韻之鐘〉歌曲；二為一對男女合跳愛的華爾滋舞；三是美麗又富有羅

曼蒂克的臺灣高雄。

　　我聽看之後，覺得〈莎韻之鐘〉歌曲熟悉好聽，愛的華爾滋圓舞美妙，高雄的美景好看，只是輕軌還沒坐過，有生之年要去坐坐，享受海風，一定輕鬆舒服。

17

　　系友群組傳來臺大農業經濟系與全臺11家農會簽訂「聯合農會獎學金協議」。有系友回應，真讓當年暑假到農會實習的我們難過啊！

　　我見此景，在群組中寫了如下字句：這類獎學金，生傳系真的不想要嗎？何況提供獎學金農會的幹部，還有我們的畢業系友。就算今後本系宗旨不在鼓勵學生畢業後去務農或到農會服務，學生的興趣則志在養成農業新聞主播或農業新聞記者等，也要從了解農業農村農民基層事務學起，農會是接觸與運作這些事務的最佳機構，不從這種基層單位學起，難能一步登天，就是能從天上降下好職位給你，也不踏實穩健，何況今日進入本系同學的家庭，十之八九都不會有農業、農村與農民的背景，不到農會去多少接觸一些、學習一些，就更得不到實際經驗了。

18

　　友人傳來今日及未來短時間內人工智慧的產品能替代人類能力的事項近二十種，我說人工智慧開創許多可替代人

性人力的產品，眼前為人類帶來許多方便，未來不無可能也將帶給人類自身的麻煩與災難，只是現在人類還沒看到，或還沒發生而已。

19

群組傳來一篇刊登在《自由時報》「自由廣場」的文章，題目為「砍掉重練農業部要做厚生的靠山」，作者是前臺大農學院長暨前農委會主委陳保基。內容對8月1日成立的農業部表示喜與憂，期望農業部要能除去最近七年農業施政的積弊，真正做到農為國本，立部厚生的目標。內文指出三項重建臺灣農業根基的方向及五點農部需要除弊興利的做法。

我告訴各系友，陳保基先生是我們的前院長、前農委會主委，是我們尊敬的長官與熟悉的朋友，恭讀他寫出對農業部的幾項感言與建議，但細思其高見，也不無商榷之處，就以疑慮農業補貼政策會有荒謬之處，會降低農業競爭力，也提高糧食安全的風險一意而論，我們雖也不願見補貼過於浮濫，但也不希望看扶持弱勢農民的補貼會有荒謬之處。當農產價格極端偏低，農民收益也極端偏少，生活極端困苦之際，如果農政部門不以救難精神使用補貼政策補救農民的生產意願與彌補其生活水準，怎麼說得過去？至於他反對摻入政治於農政專業的看法，雖也有理，但也是可商議的，試問哪個政黨會不將農業治理當成政治一環處理？感謝前院長主委寫出檢討農業時政的鴻文，供我們全系友及全體國民可當成一部活功課來探究，對他於退休多年後還關心國家的農業大

政，也表尊敬之意。

　　對於設立農業部，我覺得一向是農業界所樂見，其意義無非是農業部能與其他各部平起平坐，不被看成「細漢」的角色，也不使許多原為重要農業資源，卻被他部會先用去，剩下的才還給農業部門。農業部還能使農事與其他事務都被看成國家要務。早在余玉賢教授擔任農委會主委時，行政院召開的第二次國建會，農業組就做出的兩個重要結論：一是設部；另一是落實農民福利，當時農業組推選兩個共同主席，一位是簡明景省議長；另一位由我忝當。不久後，簡議長就去世了，會議至今約已過了三十年，感嘆一項政策的決定，屢次經過折中，不是很容易的事，但可貴之處也是在民主國家這種重要政策要經歷長時間的討論權衡才能達成，不是由一個獨裁政治領袖一聲令下即可成事。

20

　　有人傳來：今天早上看新聞，發現日本處理沖繩在颱風中帶來的洪水，以及中國處理河北的洪水態度上真有天大之別，民主國家是事先告知，盡量減少損害，獨裁國家則是掩蓋新聞，減低損害的嚴重性。

　　為何獨裁專制的政府會搞掩蓋訊息的方法，原因有很多，我想得到的至少有十點：（1）習慣作假；（2）愚民政策；（3）缺乏信心；（4）推卸責任；（5）愛好面子；（6）違逆天意；（7）隨心所欲；（8）自我膨脹；（9）夜郎自大；（10）無法無天。

21

　　住國外的朋友說，他對柯文哲這個人不太了解，因為不住在臺灣，但看柯文哲當過八年的臺北市長，今年又要出來競選臺灣總統，朋友覺得不以為然，看柯文哲在最近接受媒體專訪詢問對答的紀錄，都在吹牛亂講，不真實，也沒道理。

　　我回覆，雖住在臺灣，與柯文哲沒有往來，同樣對他了解也有限，不過一般看來，現在捧他的人已不如當初出來選市長時那麼多了，因為他在八年市長任內，給市民失望、不滿的地方不少，他與中國往來密切，對中關係抱持可由對談而改善的論調也難叫人相信。他愛說好辯，也只能聽，不能信。政治是良心事業，也是野心事業，少見當為良心事業經營者。目前的參選人中，賴清德是唯一比較像有良心的經營者；柯文哲是很濃厚的野心家，在野心家的心目中，搞政治是為自己提升地位與權力為重，老百姓的利益與命運被棄之不顧或放在其次；郭台銘不用說，也是野心家；至於侯友宜，良心與野心都似有似無，或良心少，野心多，迷迷糊糊。用良心與野心來區隔政治人物，可能會比使用藍綠色彩、政黨及統獨屬性，更合乎倫理道德指標與常理。

22

　　網友傳來中國主播報導如何闡述颱風繞過臺灣的神奇報導⋯⋯。標題為「颱風來到了母親臺灣旁邊就必須要轉彎哦！」報導中也說：這不是巧合那麼簡單，是人類道德敗壞

的必然結果，也是上天的示警，真只有看懂才會有救……。

很有意思的報導，莫非記者也相信臺灣因人民心地好而得神保佑，中國無此條件而無法避免受害？颱風遇到臺灣會轉彎，也曾有日本記者報導，從必然的科學道理去思索，也許可假設與高聳中央山脈的阻擋，以及太平洋邊界氣流的特性有關，或許值得氣象學界用點心去求證。

23

全國農民幹部訓練協會（簡稱農訓協會）長期贈閱《農訊雜誌》一份，該雜誌主旨在報導全國各地最新農情，促進各界農業工作人員及農民吸取與交流農業知識與訊息，提升農業技術水準，促進農業農村發展，改善農民生活。此協會由各級農漁會組成，農政部門也常贊助訓練及研究出版經費。我曾經為雜誌寫過特約文稿，並為協會另一學術性期刊農民組織學報擔任過主編，因而長期獲贈雜誌閱讀。從即期雜誌中閱讀一篇有關馬祖漁會輔導漁民在海中飼養淡菜（貝類），訊息新鮮也重要，乃在系友群組中發文，也供學習過農業推廣的系友們一起知悉。

近讀由系友丁文郁主編的《農訓雜誌》即期，刊登一篇馬祖在海中養殖淡菜的報導，使我記起留學美國時，學校在東岸近大西洋，一位醫師朋友家住海邊，屋旁海岸就有許多淡菜，我也摸過、吃過，故不陌生。厚地載物，使人能靠山吃山，靠海吃海，讓資源缺乏的小島馬祖居民能有一謀生出路，也該謝天謝地。

24

　　群組傳來一則很不尋常的訊息，一位日本獨居老婦人，年齡已 102 歲，還每天騎著電動車到農田幹活，而且將她獨居生活經驗撰寫一書，成為銷售 17 萬多本暢銷書的作者，她的日常作息及飲食習慣成為長壽的典範，廣為流傳。

　　我知道有許多人都想長壽，但能像這位老奶奶能活 102 歲的人並不多，她的人生態度與作息方法都值得你我學習，但她先天的好體質，我們不一定能擁有，所以我們無法保證都能活 102 歲或更多，活不到的可能性還更大，那麼我們只好盡量地活，找適合自己的方式去活，如果我們合適的生活方式與她的不同，而能活 102 歲或更多，那麼你我的生活方式就比她的更適合長壽了。

25

　　網路傳來一群臺灣歌星合唱一首〈臺灣心，臺灣情〉，歌詞中多處出現福爾摩莎（Formosa）一詞。我發現這是十八年前唱的歌，歌星中郭金發已死，Formosa 常在，但改變很多，讓人感嘆地不如天長，人不如地久。

26

　　同是科技產業界退下的企業家曹董，寫給野心勃勃要參選總統的郭董第二封公開信，有人看完信後，傳來他的感想

如下：止戰的騙局，和平的騙局，歷史已證明不可能，常識也證明不可能，但臺灣的政客就是只顧自己想要的，不管人民及後代的權益生死，以此騙取，相信不會得逞。

我回一些騙不了別人的騙局，照樣招搖撞騙，都因可獲政治利益。也有些明明是騙子，但不認為自己在騙人，既是認知上的偏差，也是良心上的變態。

27

系友群組傳來題目為「大地的音樂饗宴」，著作人述說她為錄下自然的精采瞬間聲音，跋山涉水，備極辛苦。

我既然花了一些時間看了聽了影片上的錄音與演講，總得想一點說一點看聽之後的感悟，才不會白花時間。影片的製作人原是從尋找自然的聲音而起，尋找過程中激發出她不少對事與人的看法與哲理，先由聆聽小蟲與鳥類的聲音，最後帶回到人類的歌唱。給我感受到的重要意義是自然生態的存在是孤立的，因人而合成更多的意義。一種研究結合自然生態與人的學問稱為人文區位學或人文生態學（Human Ecology），很能涵蓋這種精神與原理。與我們學過的鄉村社會學、農業推廣學和人口學等相距也不遠。

28

網路傳說希特勒很有繪畫天賦，年輕時到維也納，想進藝術學校學畫，幾次被拒，淪落成街頭畫家，但一幅畫作賣

不到買兩個麵包的錢，憤怒之下改為從軍，後來發動第二次世界大戰，殺死許多猶太人。傳訊者戲稱維也納藝術學校應該負很大的責任，而且他留下的美麗畫作目前一幅約可賣到 2 億元。

由此可見，畫作的價值常因作者名氣的大小而被認定，希特勒的畫從不值兩個麵包到 2 億元，差距之大就在不出名與出名之間。

29

有一首富從中國「跑了」，他一年賺 4 億元，帳上還存有 130 億元，全家加入美國國籍。友人傳來這一訊息，並附一描述這位「跑者」優異的學習與創業成績經過，友人另加批他的觀感如下：沒有什麼好大驚小怪的呀！水往低處而流，人往高處而爬。良禽擇木而棲，良臣擇主而事。良才擇妻而娶，良師擇人而傳。

我覺得人口自願遷移原因的最基本理論是推拉理論（push-pull theory），也就是由推力與吸力構成，其他生物也差不多，高處、良木、良主、良妻、良才都是吸引人接近的方向或目標。

30

系友傳來他有趣的工作經驗，給一主題是「領導要畢業旅行」，故事描述如下：有一天在臺北辦公室接到中國中央農

業資材公司陳總經理的電話，心裡一震，想必有重要事情要討論。在大陸計畫經濟的體制下，中國農資為中國農業資材供應的主體，然後賣給省農資、縣農資，鄉鎮的供銷社，到廣大的農民。陳總是個正直的人，為人和氣，不難相處，平常有事會直接和北方經理聯絡，直接打電話給我，肯定有重要事情要商量。我問：「有什麼貴事嗎？」他問：「今年生意如何？」我說：「還可以。」他說：「要請你幫個忙。」我問他：「有什麼是我可以效勞的？」他說：「我的領導要退休，希望送給他一趟畢業旅行。」他又說：「我的領導想去澳大利亞玩，能否幫忙組個10個人的旅行團？」他接著說：「你今年的業績，我們全部包了，你再開個清單告訴我，我們需要買些什麼。」我這才明白計畫經濟的彈性是很大的。這個忙肯定是要幫的，不然以後就不用做生意了。後來團員的人數從 10 個變成 11 個，我問老魏，新加入的人是誰？老魏說是公安單位派來的，否則出不了團。

我笑而回以：陳總包了你們公司的業績，你們包了旅行團的旅費！？真應驗了美國社會學家（Peter M. Blau）提出的交換理論（Exchange Theory），權力（Power）牽涉其中。

31

朋友說陳雲最有名的經濟學說就是「鳥籠經濟」。他在 1980 年提出，因為他認為中國大陸經濟有「一放就亂，一管就死」的情況，所以主張「有限制的開放」。有別於鄧小平的「全面開放」、「經濟特區」及「三資企業」。現在回頭看，實

在無法判斷誰的比較好、誰對誰錯，因為社會政策和經濟政策是很難實驗的。

　　我的心得是，一個國家為何需要政府？無非是要幫人民做個別無法做到的事，要幫這個忙就對會影響人民生活的各項國家社會與經濟方面不能不管，但要管得合理、管得恰到好處。鄧小平也不是完全開放者，看他對六四天安門事件的處理，不但管，而且管過頭，管到動用戰車輾死很多示威群眾。如果政府對任何社會經濟事務都任由開放，老百姓會遭殃，也會害怕，像張兄傳送美國名牌店被搶的畫面，也顯示著社會過度開放的結果之一。

32

　　傳說有一個富翁生病了，病情很嚴重，所有的親戚、朋友用盡辦法苦勸富翁去看醫生，可是他死都不肯，大家也都沒轍，只能煩惱擔心怎麼辦，這樣是等死。這時候有個朋友在富翁的耳邊私語幾句，富翁就起身看病了。親戚、朋友都很好奇，想知道他跟富翁說什麼，可以讓富翁願意去看病。他說我也沒說什麼，只說「看病不用錢」。

　　人會致富要勤也要儉，這位富翁兩者兼備，當前勤於看免費的病，儉於看重病保命還要省錢，平時一定也勤儉有加，才得以致富。但病重了，若沒免費可看，恐怕連老命都會送掉。

33

　　旅外系友傳來報導一位陌生中國歌星蔣大的文章，並附他對蔣大的評價如下：1980 年代，我在正大集團工作的時候，見過蔣大好幾次，也一起吃過飯，蔣大給我的印象就是一個唯利是圖的市井小人，根本算不上是藝術家、音樂家或聲樂家！

　　臺灣的演藝界有過一位陶大偉，未聞蔣大，看了轉文才知有這號人物。文章作者寄語「學藝先學德」一語，不僅為所有藝術界人戒，更值所有天下人學。

34

　　有人讀了莫言的婚姻觀後，有了如下感言：能幹的女人並不一定強勢，其他型的恐怕也都不會只有他想的那樣，莫言得諾貝爾獎有國際局勢因素，當時全世界爭相取悅中國。好配偶的條件除了性格之外，還有教養。莫言忘了教養，因為中國的文革把教養殺死了，以致莫言這一代或更多世代的中國人，淪為獸性主導的族群。是人類的悲哀，也是當代世界的悲哀。

　　我也覺得面對不同類型的配偶，另一半的反應確實不會全是一個樣，莫言說的也只是一些大概，人的心思極其複雜多端，一樣米養百樣人，男女婚姻關係千變萬化，千奇百怪，運氣好，平安無事；運氣不好，吵翻天。莫言能得獎，是因為當時中國國力強，諾貝爾獎要討好中國確也有幾分真實，

以他自稱小學五年的學歷，能寫出那等水準的文學作品也不簡單，除了天賦不差外，努力閱讀與勤於筆耕都不可或缺。諾貝爾獎中的文學與和平兩項比較不必有高學歷，其他獎項就非經歷正規的訓練不行。莫言經歷文化大革命，但他當過幾年正規軍，沒有與紅衛兵鬼混。革命背景鐵定會被他採用作為寫作的題材，《紅高粱》中的土匪群多少會由紅衛兵培養出來，還好他個人沒有被感染變壞，否則就成不了大作家了。

35

　　網路傳來前些時候臺灣缺蛋的期間，政府農業主管單位共花 5.7 億元補貼進口蛋，其中一家位於高雄被疑為一人公司的進口商獨得 1.75 億元，此事也被反對黨國會議員在國會質詢，懷疑有弊端。

　　官員行使權力是政治與社會角色認可，過度不當也常成為通病。蛋一斤也不過 60、70 元，進口一顆就補貼 32 元也太離譜，此事不論真假，農業部都應盡快說清楚，講明白。

36

　　友人說他有一個很好的議題，就是創新的好處與後遺症，大家都知道好處，後遺症可以想到的是，整個人類為適應過速的創新，會不會造成人類的過速老化與死亡？和我所提的文化失調與世代隔閡？

　　我說如短片中討論到，目前年輕人接收知識普遍來自手

機網路，看不上長久以來書本上文字傳播的知識，這是當前很典型的世代隔閡，更影響到柯某也隨之起舞，不夠尊重誠信與道德。社會人非物質文明落後物質文化則可見之許多新技術產品對精神文明的破壞，網紅使用手機網路，方便快速攻擊與汙衊他人、擾亂選舉，也可算是文化失調的一例。至於創新會不會造成人類過速老化與死亡？老化可從汙染物的創造，對人類器官與健康的破壞，以及讓人煩惱變老，關於導致死亡，就無非以戰爭武器的發明創新算是第一了。

37

網路傳來最具現代化的誠品書店將關閉臺北信義旗艦店，即將遷移到新店裕隆城。新地點的裕隆城預計將成為北部都會區的另一個新 CBD（商業中心區），但這區段好像與最近的捷運站有點距離，能否會聚集夠多人潮，拭目以待。又目前看到的誠品店，若還是擺設紙本書的書架式展現為主，不知以後將如何創新，才能不倒店？

38

網上傳來一篇故事，題目為「對不起，爸爸沒本事」，內容是：兒子要跟家人斷絕關係，父親聽了又怒又氣，說：「我辛辛苦苦培養了你三十年，你卻要跟我斷絕關係？！」兒子卻說：「我是靠自己的努力，才有今天的結果！」兒子是醫生，醫院裡有許多人的實力都比他差，那些人卻能靠著父母平步

青雲，而自己的父親只是個賣麵的老闆。兒子怒吼著斥責父親，只會問餓不餓，卻不能在事業上拉自己一把！父親聽到兒子的控訴後，愧疚得泣不成聲，滿頭白髮的他，對兒子鞠了個躬：「對不起，我沒本事，讓你受委屈了。」這一幕也是現在很多家庭的縮影，辛辛苦苦拉拔大的孩子，埋怨父母沒本事，不能讓自己錦衣玉食，不能讓自己飛黃騰達。家財萬貫的父母只有少數，更多的是普通的父母，他們起早摸黑地工作，一點一滴掙得的錢，都成為孩子的口中飯、身上衣。當孩子長大了，卻埋怨父母給的太少。其實不是父母沒本事，而是父母的那點本事全都給了孩子。平凡的父母也有大大的能量，曾聽一個朋友說過這樣一件事，他前幾年想在杭州買房，拿了所有的積蓄，又向朋友借錢，頭期款還是差了 40 萬元人民幣。這是他很不容易拿到的購房資格，錢不夠就要作廢了，他心急如焚，就在這時他的單親母親給他送了 40 萬元。他母親只是一個縣城的小學教師，每個月工資不過 3,000 多元，他怎麼都想像不出，這幾十年來母親是如何存到 40 萬元的。母親說她每個月只用幾百塊，假日還去兼職當家教。這就是在孩子眼裡沒本事的父母，可是他們為了孩子，用盡洪荒之力，爆發出意想不到的能量。父母願拿命，換你安康。

　　網路上曾做過一個採訪，邀請六對父母與孩子。先問父母一個問題：「如果孩子得了癌症，願意花多少錢給孩子治病？」雖然只是假設，可是好幾位母親一想到那個情景都止不住哭了，「不管花多少錢，要換什麼都沒關係，從我身上取。」「賣房賣地，撿廢品我都要給他醫治。」「拿我

的命換都可以。」……記者又問：「如果您自己得了癌症，願意花多少錢治病？」面對這個問題，父母們都不假思索的回答：「不知道了，早晚得走。」「不給孩子添麻煩。」「我不能讓孩子受這個苦。」……在這個世界上，再也沒有任何人可以像父母一樣，愛孩子如生命。別再抱怨父母就那麼一點本事，父母是唯一願意拿命換你安康的人。

　　人生就是一場漸行漸遠，父母只能目送著那些埋怨的孩子離去，而那些孩子可能不知道：人生就是見一面，少一面。龍應台讀完博士後，回臺灣教書。去報到的時候，父親開一輛運送飼料的廉價小貨車送她。那是家裡唯一一輛車，父親就是靠這輛車運送飼料，把孩子養大的。那天父親並沒有開到大學正門，而是停到側門巷子裡，對她說：「爸爸覺得很對不起妳，這種車實在不是送大學教授的車。」龍應台下車，目送父親駛出巷子，匆匆離別。她沒想到下一次目送父親離別，竟然是在火葬場的爐門前，父親睡在棺木裡，緩緩往火爐裡滑行。龍應台說：「所謂父女母子一場，只不過意味著，你和他的緣分就是今生今世不斷地在目送他的背影漸行漸遠。」一如古人那句：「樹欲靜而風不止，子欲養而親不待。」很多人會花時間、精力維護友誼、愛情，卻忽略了親情。電視劇《我親愛的朋友們》裡有一句臺詞：「大部分孩子都是討厭媽媽的，父母與孩子之間真正的和好只會是在臨死之前。」這才是真正的遺憾。如果你的孩子對你有誤解，記得告訴他：「沒有人能像我一樣愛你如命。」如果你對父母有抱怨，那就仔細看一看父母兩鬢的白髮和眼角的皺紋，那是

他們為你操的心。

我們早時常聽說寒門出孝子，如今卻見賣麵的老父被當醫生的兒子嫌棄，雖然這不會是通案，但孝順的觀念與行為確實也變了，你同意都變成較寡情淡念了嗎？為什麼會這樣改變？因為個人的態度變了、社會價值觀變了，或兩者都是？當為人要不要想一想？問一問自己與別人？我在一、兩年前也看到報紙報導，八個在美國的博士兄弟姊妹，沒有人願意替病死在八里安養院教授父親支付積欠的安養費用，我頗有感慨，乃寫了一篇〈百善孝為先？〉的短文，收錄在近日印行的《臺灣社會的觀察與人生感悟》一書中。雖然自知多事，但實不相瞞，並不喜歡看到臺灣的人會有這樣冷酷無情，也不孝順。

39

朋友問我怎麼看他敘述的一個民國初年時代的故事，如下：我很小的時候，大約是在小學三、四年級，父親曾告訴我，由於是農民出身，19歲高中畢業之後考取了河南焦作工學院，要從河北省唐山市豐潤縣各莊鄉下老家乘坐大車（驢車）到唐山，再換乘火車前去焦作上大學，因為家中實在不富裕，買一張火車票都非常困難，天無絕人之路，當時在鐵路局做火車司機／司爐的人有很多都是各莊的老鄉，因此父親從河北省唐山前往河南省焦作，就沒有買火車票，帶著簡單行李直接坐上火車頭，當蒸汽火車司爐的小助手。途中要走上幾天，司機在工作中就找父親閒聊家常，說道那個年代

中國動亂不斷，軍閥混戰，特別是奉軍軍紀最差，到處擾民，做盡壞事，第二次「直奉戰爭」之後，奉軍大敗，棄甲曳兵，軍官帶頭，帶上三到五個殘兵，穿著破爛老百姓的便服，強行登上火車返回奉京（瀋陽），每當有列車長查票的時候，軍官掀起上衣，露出「盒子炮」，口中喊道：後腦勺子是護照，媽拉巴子是免票！這是什麼意思呢？原來那個時代的東北男孩從軍就是仰著吃、睡，因此當兵的年輕男人剃掉頭髮後，個個東北軍人都是大扁頭，所以會說後腦勺子是護照，全中國各省除了東北人罵髒話，都不會使用「媽拉巴子」，所以東北軍的口頭禪就是「媽拉巴子」，也真正反映出當時的社會兵荒馬亂，丘八的霸道與人民的無奈，這樣的社會現象應如何點評？

　　好友出了難題指定考我，使我無所遁形，必須作答，解答不好，敬請大家當作消遣一般看待，笑笑就好，就請放過討伐吧！基本上，我覺得點評文章的要點還是要真對文義，本文的要義在我看來有二：第一是沒錢的窮人如作者的父親，如何設法應對生活上遇到要花錢的難題；第二是戰亂中的軍人這一特殊階級，有何異於常人應對坐車買票的規矩。第一焦點文義的解套辦法是，找關係上車充當燒火小弟，順利克服了難題，真是所謂窮則變，變則通，巧妙無比；針對第二焦點文義，作者極盡挖苦與諷刺，當時奉軍亂無軍紀的情況令人看了髮指。奉軍的頭子是不學無術的張作霖，本人老粗一個，無異於地痞流氓，統領軍隊都以幫派方法處之，何能寄望其軍隊會守紀律？

40

　　網路傳來十張照片，分別由十個窮人模樣，每人手提或背負許多看似破爛家當，只在一張背後空白處出現兩個很小的英文字：Tai Fashion。

　　我看這些照片要做何解讀？窮人集家產在一身，再也不怕火燒厝？或說人雖窮，但不空手，其家當也豐富？或是手拿的、身背的雖是破爛，對窮人卻彌足珍貴!？看清楚，原來是風尚一類！真讓看的人有眼無珠。

41

　　網路上出現由汪浩博士主持的《三國演義》，請來大塊文化的領導者郝明義先生談論大陸與海洋思維。

　　我聽完之後，寫了如下感想：這一訪問和討論短片道出陸地與海洋思維的大分野，也談及許多社會新問題與新期望的誕生和糾纏，臺灣的老人與年輕人，甚至全世界的所有人，都會迷失在這快速技術與環境變遷後，產生的新社會問題和新期望過程中，難以有效調適，讓我們有時也不得不懷疑人類的聰明才智快速創造許多新技術，會使社會生活在短暫時間內產生巨變，但又不能順利接軌適應，形成美國社會學家烏格朋（William Ogburn）所說的文化失調（Cultural Lag），究竟這樣快速的變遷是否帶來幸福？有沒必要？難說！

網傳加批
2022至2024年臺灣社會景象對話錄

42

　　今日感恩節在美國的朋友寄來他們的慶祝活動，朋友說他也有所感，而寫下幾句感想如下：美、加兩國的感恩節，都因移民感謝上帝賜予豐收，也得當地原住民印第安人相助，這一原出於對神感恩的節日可能演變到全世界的人會感謝許多有恩的人。

　　我說人的一生可能接收到有恩的人不少，自己親人不說，可能有救命恩人、接濟的人、栽培的人、提拔的人、相助的人、相讓的人、寬恕的人、體諒的人等，恩惠的種類很多，分量不一，但都恩重如山，如能藉此感恩節之日表示知恩，既使未能好好圖報，也不比對上帝的謝意差。

43

　　網路傳來國際新聞：美、日等二十多國簽署宣言，要求全球核電產能提高三倍。這則新聞又刺激到臺灣的敏感神經，可能會成為這次大選時不同政黨再度尖銳攻防議題之一。基本上，問題的引起都因電力能源是當前臺灣及世界各國所必需，但都沒有萬全的開發政策使然，何種策略最好的主張常會因時而變，也因黨而變。水力發電本來是最安全可靠，但在臺灣與世界各地似乎都已開發殆盡，難以再有可觀的前景，並且當發現有點小型的開發機會，也會因有特定利益團體的反對而無能為力，以前臺灣屏東牡丹水庫的建造案，中途停擺就是一例。火力發電曾為臺灣解決不少電力缺

乏問題，但當空氣汙染嚴重，又扯上二氧化碳對氣候變遷的影響時，這策略與方法又會被罵翻天。當今美、日等國要求提高核電產能，以替代石油與煤碳能源供應危機時，大家好像又忘記車諾比及福島核電廠出事時的恐懼和排斥。

雖然臺灣至今白紙黑字的選舉公報還未見到，但似乎已可嗅到在野候選人將會乘機提出重啟核四的政見，若是這種政見落實成真，國家又要再投入，也會再消耗不少預算。近來許多國家覺得發展綠能越趨重要，臺灣在近年內也積極發展太陽能政策，卻因為在農地及魚塭上種電，被一些在野政治人物及環保人士諷刺、攻擊。總觀電力能源問題，在國力定位的重要性越來會越高，但各種可能應對與解決方法都非萬全之策，因此問題與發展的難度也會越來越大。觀看解決之道，除從供應方面努力尋求來源之外，也得從需求方面的認真節制入手。

44

本系蕭教授在農業推廣學會的年會上，以「再論臺灣農業推理念和工作模式」為題，跟大家分享農業推廣理念的擴展方向著重在「個人成長」，但是這樣的發展方向已經被市場經濟與正規教育所取代，也讓推廣功能降低，他建議現在的臺灣農業推廣理念應該往「永續社會福利」來努力。蕭教授提到「永續」不只聚焦在環境，還要兼及生活的永續、生產的永續、社區的永續，甚至鄉村的永續。運用雙向傳播干預的模式，如此推廣的功能才能被重視和重建。大環境的變化

速度太快了，讓臺灣農業推廣工作的因應調整有些捉襟見肘。感謝蕭老師今天點出的方向，值得大家再深入討論，攜手重建。

　　我也覺得蕭老師所言有理，因為農業推廣工作主要對象農民的利益，與許多相關事項或單元會相輔相成，必須其他關係體都能因推廣而長期獲益，農民的永續獲益才能有所保障。唯農民與外界的利害關係有同方向的,也會有反方向的,當推廣要顧及社會全面的永續獲益時，有些與農民個體獲益反方向的事項或單元就會對農民利益有妨礙，這時候的永續推廣概念與理論就必要有所調整和割捨，要顧及個別農民成長，就會與社區鄉村生活整體永續發展之間有矛盾，至於如何取捨？應以何者為重？不無必要費點心思索一番，能否請蕭老師或志文等人從推廣立場與觀點也給大家開示一番？

45

　　群組傳來英文說明連環繪畫故事一篇，大意是一位窮人好不容易賺了二十年的錢，才蓋好的房子，卻在搬進之前突然倒了，這位窮人不但不傷心，還買糖笑著請人吃，被人譏笑成瘋子，但他解釋還好倒得早，若是等他全家都搬進去住後才倒，全家人的生命都沒了。

　　凡事幸有不幸，不幸也有幸。一般人遇幸事會高興，遭遇不幸會憂愁，但若能比較大小幸與不幸的得失，當發生的幸事未達較大，是不幸，不幸能縮小，也就成為幸事。

46

　　從網路上接收到法國名畫家米勒的代表作〈拾穗〉，並附有對米勒生平及做此名畫經過的旁白，我聽看之後，感觸良多，批註如下：農村的可貴就在於它的環境與作息，可造就許多方面偉大作品，在繪畫方面，造就了米勒的〈拾穗〉；在音樂方面，造就了貝多芬的《田園交響曲》；在文學方面，造就了諾貝爾獎得主賽珍珠的《大地》、莫言的《紅高粱》等小說，還有梭羅的《湖濱散記》在社會學方面，就有我們楊懋春老師的 A Chinese Village 一書。

47

　　友人傳來題為「生命沒有過渡（水深之處）」的短文，內容述及一位教授留學法國十三年才獲得博士學位，回國時已 40 多歲，當別人感到有點迷失時，教授解釋道，留學的十三年也是自己生命的一部分，以後的忙碌也都是生命的一部分，生命沒有過渡期，若有過渡就會等待，沒有過渡就不必等待，應該把握生命的每一刻。

　　我進而覺得，人不但沒有過渡期，而且有如龜兔賽跑，一切成果、績效與過失都是蓋棺論定。及早少年得志，若沒有繼續努力，雖能獲得美譽於一時，卻未能有終身成就；另有人早年散慢，但胸有成竹，不怕大器不晚成，後期努力也能彌補前期丟失，可使整體生命豐富。

第七篇　2023 年第四季

1

　　見短片有感。許多孔雀從天而降，一群飛雁追舟翱翔，禽類之美，莫過於此！

2

　　《西線無戰事》是雷馬克的反戰思想名著，書中也描寫諸多富有人性的殺戮情節，當戰場上的小兵面臨你死我活的肉博決戰時，瞬間發誓自己若沒戰死，戰爭結束後一定要找到被自己殺死的敵軍小兵家人，代為孝敬其父母，作為對生命的賠償。

3

　　看一測驗圖的感想。本系學的基礎學科中較多教育學與社會學，對心理學所學有限，但社會學中有門社會心理學，對我們了解人類心理多少也有點幫助。人能常自我反省與檢討，多半都較能了解自己及他人的心理。這項英國的心理測驗由小黃人最想在樹上、樹下待的位置，來測試人的心理意圖，也很有意思。其實他們的重要表現不只是最想待的位置，更重要的是其**軀**體的動作與面部表情。其他人的表現就先不

說，就以選擇 4 號與 5 號兩者而論，4 號者是當別人都已選擇爬上樹，並選站自己最喜歡的位置，他還能陽光自在，不慌不忙，站在地上原位，不去搶占，難怪他很能隨遇而安，但也因企圖心不強，就較少有突破的特殊成就；而選擇 5 號者，要死不活，趴在地上，一動也不動，也難怪會心裡憂鬱悲觀，苦悶煩惱了。

④

　　系友將關懷直接送給山上弱勢者，比將捐款送到學校的大鍋粥更具意義。我們的系原本不是培養高科技人才或大企業家，而是培養能關懷偏鄉小農民的農業推廣與鄉村建設工作者。不過這件事還是應正式報知校方，以免生傳系的系友在臺大百年校慶校友捐贈紀錄上留下空白。我們捐的可能相對不多，但不辜負本系的宗旨，也努力過了。

⑤

　　餅乾的製造並不是高科技，但機械化量產作業就能使它成為國際知名大廠，成名、賺錢也自然在其中。凡事豫則立，想成企業家賺大錢的人，先立志，再努力以赴，必會有成。

⑥

　　確實當我們與遠距離的舊識友人不能同步出遊時，在網

路上用文字互相交會,是新科技幫助下另一種一起神遊的新方式,這種遠距的交會互動發展成至高境界,有如古希臘哲人蘇格拉底、柏拉圖等與當時他人的睿智交流,有趣並有益。但如今網上發言 Po 文太過容易,不少低俗無趣,甚至有害的言論,也容易盛行,更值我們大家小心謹慎,不使冒犯為是。

7

　　陳系友的作為富有幾項學理意義,包括人才下鄉、社區組織與社區發展、農漁業合作、自產自銷、直營企業、國際貿易、農魚業產銷班等,誰說有志兒女一定要出國、西進、當官、選民代、搞大企業,或開大公司工廠當董事長?

8

　　有朋友看了兩天的國際大書展,看到高懸兩個大標語:(1)「一本書的力量可以改變世界。」(2) "In Book, We Trust." 問我有何感想?

　　我回以如下:看書與信書的概念不同,信與不信都先經閱讀分辨好壞真假後才能決定。壞書會騙人花時間去閱讀,算缺德,若只要花一分鐘,就能分辨與決定是否再繼續閱讀也還好,就是被騙也不嚴重,但若要花上許多時間才能發覺,就較不划算,此時恐怕只好以開卷有益安慰自己了。

　　許多書中充滿或隱藏虛偽、奸詐不實,信了它,就會成

為不實之徒！書能改變世界，我信，但這一定是一本有能量的好書才行，不入流的爛書也很多，不是每一本都行。至於 In Book, We Trust。我覺得書可信，但僅能信一半，不能全信，盡信書不如無書是也！

9

　　楊懋春老師這個座右銘：「我們要了解社會，更要服務社會。」也是他的中心信念，系友知道的也許不多，試想一位社會學家研讀社會一輩子，不就是要了解社會，並要服務社會為職志，這一座右銘也啟發我寫下「讀農業農民農村，記自然厚道樸實。」的書籤，也類似座右銘，作為退休留念。

10

　　書法的好壞三不等，有興趣時，寫寫就會有改進，常會寫壞，寫壞就把紙張揉爛，這機會很多。人喜歡做什麼事，都有機緣，感謝中學國文老師要我們用毛筆寫作文。

　　聽了大家的討論，年少時的體能鍛鍊，多少可為年紀大時建立一點基礎，但也不是絕對必然。身體這一有機體隨時都在變化，好壞狀況除有連續性，也會有突變情形。不論少年狀況如何，老了變好變壞，也都要概括承受。

11

　　黃仁勳頭腦好，創造 AI，也創造不少財富與名氣，下一步他想要結合 AI 與生物科學，可能又將創造出令人意想不到的新產物，不但是革命，也會是驚奇！

12

　　此生好像到過橫貫公路兩次，已事隔多年了，以前沒有那麼多的美觀步道等人為設施，人工改變越多，地震災害來時破壞越大。

13

　　週末到公園走一回。今天我起得較早，早起後到很久沒去的附近公園走了一圈，看到一些以前也常看到，但不常經心思索過的平常事，今天突然感到應該多用點心思想，一方面藉以了解較深層的意義；另一方面表明我思故我在。一出門最先引起我注意的是一隻鴿子在路邊覓食，我走近了，牠並不害怕，莫非牠已自信行人不會傷害牠，也表示牠覓食認真，已忘掉會被捕捉或傷害的危險性。接著，我走進公園內，看到做早操的人群好像沒以前多，是時間稍早，或人們對這活動已失去熱度？再繼續走上小山丘，一區榕樹長得更為高大了，樹下地面的樹根爬滿地面，這除了表明榕樹的多根性外，也特別呈現這種樹根的穿透力特強，對附近房屋的威脅

性很大。走過小山丘，抵達生態池，見水池中小島的茂密樹林頂部棲息許多白鷺，數量可能比前還多，有可能因為別處可棲息的林地變少了，都較多集中到這裡，也可能牠們喜愛到這裡，讓較多的遊客觀賞。過了生態池，一處草花區又見換了新盆栽，各地公園都有同樣的特性，最愛更換草花種類，因為容易討好入園觀賞的遊客，也因方便消化預算。行走時也見到較偏僻處更新一間公共廁所。新建築新氣象，但也可能是為了消費預算之故。

14

　　人類最初與萬物無大差異，後來變了，因為是萬物之靈，比其他動物有更好的頭腦與更多心思，常希望與要求更好的生活，自以為達成就會比較快樂，但他們的期望與要求並無止境，有時就會達不到目標，也可能因為定下的目標並非完美無缺，當達不到目標，即使達到缺陷不美的目標時，就會快樂不起來。

15

　　《羅馬假期》是 1953 年拍成的喜劇電影，當時我還是初中二年級，也正是愛看電影的年紀，難免會為它跑一次電影院。直到 1985 年到義大利佛羅倫斯參加完世界人口會議後，到羅馬轉機時，乘機小做停留，遊歷羅馬城，第一印象就是尋找出現在這部電影中的幾個景點，包括特雷維噴泉、

競技場及古羅馬廣場等。後來畢克與赫本都成為好萊塢巨星，對他們所演的好片也都少有錯過。記得到羅馬去看噴泉時，還是一群天真的高中生帶我去的，後來有一段路還被一個看似是壞人跟蹤，在陌生國度一個人單獨行走還是很危險的。我因為都是去開會，沒參加團體，發現幾乎到處都會有壞人在盯人，這也提供各位當中喜歡單獨旅行者警戒。

16

生物原理是自然原理的一部分，所以生物學被歸類在自然科學中。自然物是原汁原味之物，其中的生物又較富變化詭異性，經過化學處理，也常能造就出新性質的產物，這歸功於化學科技的巧妙，也因原生生物中神祕藏有這些巧妙的本質之故。

17

「臺灣土地改革對社會經濟的影響」是我的碩士論文，由嘉新水泥基金會出版，類似的題目有很多人都寫過。有一天到農委會，當年的農經組長李登輝，從他的抽屜裡抽出正在看的拙著，原來那時他正在幫兒子找博士論文題目，後來決定的題目大同小異。不過老實說，我當時寫的內容雖也有部分自己的看法，但牽涉到政治的政治觀點都太保守、膽小，也因為那時還在戒嚴時代。後來楊懋春老師用同一題目寫一本英文大書，寫時人在夏威夷客座，常寫信回來問些資料細

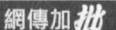

節，記得對大地主的遭遇，我舉辜振甫與余登發兩家極端讓他參考。

18

我寫過《臺灣農業與農家生活的變遷》一書，緣起《自立晚報》邀請李鴻禧教授召集一些人寫一套臺灣史，我被分派寫農業部分。但有關日據時代的臺灣農業，我們已在由聯合國贊助李登輝組長主持的「臺灣人口變遷與農業變遷的比較研究」中有所著墨，所以我才決定只寫戰後的部分，一年後我書寫好，《自立晚報》關門，乃由在農訓工作的學生幫我在農訓出版。這本書寫的都是總體資料，有點見林不見樹，後來又從個體視野，寫了另一本《追憶失落的臺灣農業與農家生活》。

19

這是一篇微小說：隔壁兒子按門鈴說，有我們的花錯送到他家了，我接過三盆草花都開得很美，正好友人來訪，轉送他一盆。過不久，女兒來電說隔壁兒子懷疑是她的媽媽買的，但忘了，他們也都不確定，因為他們的媽媽失憶了。再過一會，女兒又來電說，這也可能朋友送她的。這事很簡單，又有點複雜，我告訴女兒等她回來自己處理。

20

　　歷經近百年，才聽到有人創作快樂的臺灣過年歌曲，臺灣的鄉土音樂家醒過來了，但也醒得太晚了。

21

　　一早有一位友人要去給街友送紅包，我回他如下的話，表示看法：但看中國史上，災害年代，餓殍到處，救災糧食又常被貪官剋扣，目前上演中的洪武大案就可見。臺灣雖然也有街友，但到過年時都有善心人士辦桌送暖，招待飽餐一頓，還有像您等去送紅包，兩者相較，差別十萬八千里。臺灣社會比中國富裕許多，臺灣平民也比中國的貪官善良許多。

22

　　燈會與煙火同類，我早就認為這類文化可以休矣！表面、膚淺也浪費，今後再結合高科技，越會使這種文化走火入魔，使人類遺忘自然、樸實與平常。大小地方都以燈會炫耀自己，一來燈藝的製作不難，人人會做；二來燈會流傳已久，人人以為有益無害，既可娛樂活人，又可敬畏神明。

23

　　臺灣人的民主素養老是有障礙，不無沾染中原文化遺

毒，中國數千年來的帝制思想，以為打下天下，即可占領江山，讓許多臺灣人的思想距離天賦人權，以及天子與庶民平等的觀念還相當遙遠。

24
儒教長時間被中國統治者藉用為統治工具，它雖有助安定政局與社會秩序，卻也阻礙社會的革新與進步。

25
在此看社會結構的變遷應指廣義的含義，包括經濟、政治、媒體與社會（制度）等全面性的結構變遷。

26
古往今來，來自東西南北，原住、外來各族群，共同創造臺灣的多種蒸、煮、燒、烤、酸、甜、甘、辣美食美味！

27
這五大快樂之道就在簡單不複雜，每個人容易做到，也就是容易實踐。人能實踐自己所願，自然也就沒有遺憾，也會很快樂。許多人不會快樂，常因願望太多太大也太難，不容易實踐，也就快樂不起來。也有人根本沒願望，故也沒成

就感，雖然不一定有煩惱，卻也感覺不到快樂。

28

臺灣的一高、二高、西濱三線南北高速公路，再加上縱貫線及高鐵，貫穿全島不同方位，馳騁其間，可看盡寶島的美麗。

29

臺灣人目前最需要建立的是自主自尊，不被外力擺布，可惜許多臺灣人不知這點重要，常會自動投靠外力。

30

人類的心理與意志比老鷹複雜多了，是所有生物中最複雜、最巧妙的一類。不但會學、會變，也會創造，做好做壞，無所不能，這使人類享有其他生物所未能有的高度，自由快樂的生活，也常陷入無底的悲劇與痛苦的深淵。

31

臺灣西南部濱海地區是虱目魚與海蚵的故鄉，這地帶的家庭不論富有或貧窮，從小都有吃到這兩種鮮味的機會，因此其味道與感覺都會深烙在內心印象深處。所謂鄉親、土親

的懷鄉之情，也無非由這些從小對習慣食物，以及認識的人物與事物所構成。臺南鹽分地帶的人情味，確定少不了虱目魚及海蚵這兩項，除此之外，番薯、落花生也可能是許多人忘不了的食物與氣味。

32

科技歸科技，政治歸政治，不明究裡，不分青紅皂白，用政治說解科技，就常墜入傲慢與偏見，也犯賤！

33

最寬鬆的全球化可能要無國界，這很難，因為自古國家的概念就已界定，沒有國家不捍衛自己利益的，就是主張與推動全球化為首的美國，何不是處處仍要捍衛美國的利益？經全球化與他國共享利益，也只是權宜之計罷了！

34

大家所指《蒂蒂日記》是小說，屬於文學類，改編成電影，又屬於藝術。這部述說年輕人愛情故事的小說與電影，是年輕大、中學生的最愛，因為相當於描寫他們最切身的經歷。文學藝術從來不是我們主修過農業推廣學與鄉村社會學的領域，但如果我們的主科學門也能適當融入小說故事，不論是否與年輕人的愛情有關，也都可能使我們的主科更發光

發熱。考據過去，曾經以農業與鄉村為背景並相互結合的著名小說，又曾得過最頂級的諾貝爾獎者，至少有賽珍珠的《大地》及莫言的七本合集小說，並且結合的都是中國社會的農業與農村，這啟發我們，大家所學的農業與鄉村不僅是純生物科技或純社會學的內容，實際上也包含多方面豐富複雜的人文或文化的本質，我們若能巧加配合與應用，都會有助農業推廣學與鄉村社會學的進階和昇華。

35

有趣也恰當的地名還有，可以繼續，如老鼠最愛——布袋、人才濟濟——員林、遍地樹木——大林、八尺男子——高雄、好漢回生——東山。若是只以臺南縣市地名為限，還可補充下列這些：我愛林木——喜樹、身康體健——安平、劉備品行——仁德、前牆翻臉——後壁、百度回轉——大彎、二三十分——六甲、政府土地——官田、品德教育——善化、撫平亂局——安定、優良地方——佳里、辣味花生——麻豆、倒住上房——下營、萬兵稱帥——將軍、海味十足——鹽水、駐軍重地——柳營、麵粉鋪溝——白河、山間柵口——關子嶺。

36

宗教在一般人民生活中占據重要地位，對其儀式會熱中參與，對其信念會虔誠接受，對其價值會用心守護，對其領導者的作為也會衷心追隨。當宗教的旨意正確，領導者的作

為端正、陽光時，宗教就能引道大眾走向正道，獲得幸福；但如果宗教的宗旨變了調、失了格，領導者的作為也偏離正道，該宗教的根基就會崩塌，信徒也終將得不到益處而會離去。臺灣的幾個大宗教團體，包括法鼓山的聖嚴、佛光山的星雲、慈濟的證嚴、中台的惟覺等大法師，都因自己的魅力十足及信徒的堅信支持，使其擁有眾多信徒，也累積龐大財產，既能辦理許多令人稱奇的偉大公共事業，但也有令人感到不無涉及錢財或政治上，不是都很得人心的傳聞。對於慈濟，我實在不熟詳情，但社會上對其財物管理上給人疑惑的傳聞好像相對較多，必須重視這些外界的傳言，不論它用什麼方式去運作其醫療服務，首要之務是始終要能獲得信徒的信任，使捐款能源源不絕才是上策。

37

　　事在人為，用心體貼的照護，雖不盡善，但可改善。

38

　　大人物倡導社會改革號召力與影響力會比一般人大，但不能保證都對、都好，萬一有錯、有壞，反而會加碼。

39

　　一等魔術師，鮮花變珠寶。聰穎的人對事物把壞的變

好，把好的變得更好；愚昧的人把好的變壞，把壞的變得更壞。但是道高一尺，魔高一丈；人外有人，天外有天，受到人外人，天外天的阻擋干擾，有時再好的魔術師也難變，甚至可能破功。奉行每日至少一思，今晨首先思及此，獲得啟示。

40

友人告知為同學送行，我有感回覆：今日先送走同學，後日無同學來送，這又是另一種同學之間的生死關係，不信等著看。

41

股市如虎口，一旦風吹草動，**翻臉不認人**，今天一度全面綠，下跌近千點，有如雷曼兄弟二度來臨，原來中東以伊戰情加深，中國經濟也危急，禍不單行。世界局勢，牽一髮而動全身，少數野心家的爭權，兩國之間的戰事，都會害死全世界無數的生靈。

42

美國地廣，南北緯度相差很多，有一年我從學校所在偏北的羅得島州普羅倫斯到密蘇里州聖路易市，參加全美人口學會議，從飛機上一路看到南北樹木明顯的變化，較北方樹

枝還在冰冷乾枯，往南逐漸看到樹上長出嫩芽，而再花葉茂盛的差別。

43

見一早起的飛鴿，棲息在水邊樹枝上，是在觀看水中小魚以便覓食，或在等待同伴來相聚？也可能是無處可去，坐著殺時間，看牠氣定神閒，也像垂垂老矣，但我畢竟非鴿本身，實也無法了解其真正的心思意圖。

44

老同學之間都已離別五十年才再相見一面，可能也是唯一的一面。曾經同窗四年的一群人，久別之後再度相聚，彌足珍貴。同學與師生關係都較社會上一般人的相互懷疑、欺詐要純潔許多，大家相見都感覺特別良好。

45

羅馬帝國及其衰亡：友人轉寄由臺大楊肅獻教授節錄自英國史學家吉朋大作的一篇《羅馬帝國衰亡史》，原著六大卷，節錄文也很長，應有數千或近萬字，我們都非專攻歷史學之人，讀這長文都有點費力，更遑論再閱讀六大卷原著了。我們對羅馬帝國這詞都如雷貫耳，但對這一帝國及其衰亡原因可能都所知有限，最好能略有所知，因此我就略做搜尋，

並從節錄文中再摘其要點，提供給想知者參考。羅馬帝國從公元前 10 世紀在義大利興起，後擴張至歐、亞、非三大洲，到公元 117 年為全盛期，時為中國漢代，持續到公元 395 年為古羅馬時代，後分裂為東、西羅馬，大約以阿爾卑斯山為界，這時間相當在中國的魏晉南北朝時代。東羅馬亡於公元 1461 年，西羅馬則於公元 476 年被入侵義大利的哥德人消滅。楊教授在節錄文中指出，羅馬帝國滅亡的關鍵原因是奧古斯都政治體制，在這體制下政治權力失去制衡力量，皇帝都很專斷殘暴，摧毀共和貴族，統治手段依賴專制與軍隊，禁衛軍弄權干政。其他衰亡原因還提到基督教的興起、蠻族的作亂，也都給帝國形成壓力。除了吉朋外，其他撰寫羅馬衰亡史的歷史學家還有多人，英、德、俄國人都有，綜合所有說法，滅亡的原因約共有八項：（1）殘暴獨裁的政治體制；（2）基督教興起，取代羅馬多神教；（3）蠻族入侵；（4）連續戰爭，國庫空虛，暴發金融危機；（5）稅制不公平；（6）貧富階級對立；（7）奴隸反叛與短缺；（8）兵源不足，軍隊弱化。我們了解羅馬帝國及其衰亡原因，除了為知識而知識外，也可由識古而知今，今日世界上也存在多個類似歷史上的強盛羅馬帝國，是否也會衰亡，若是，其衰亡原因又會是因何而起？也許我們可由見證得到答案，也許看不到，但應都無礙我們了解的意義與趣味。

46

　　臺語與中文唱反調？我多次接到友人轉來這類臺語與

中文唱反調的趣事後，我試修正臺語若干部分，也用了一點心思及為何會有如此唱反調之事，修正臺語部分包括：過冬；寬辦；腳來；纏腳；無斬。兩種語言會相互唱反調，是因為文字相同相通，但用法則各有根基與特色，這種差異與中文和英、德、法等國語言之截然不同不一樣。臺語文字與中文相近，也幾乎相同，因為臺灣的住民曾有遷移自中國的關係。中文的統一發音來自北京話，經由政治的過程當為全中國統一標準的官方語言，臺語則是出於閩南一帶，也就成為臺語與中文文字雖相同，但用法會有唱反調的後果，臺語就被官方看成方言，這樣看來，北京話在未定調成標準國家語言之前，也是方言的一種。

　　語言與方言的界定有四種不同的看法，即（1）人類語言學的；（2）社會語言學的；（3）歷史語言學的；（4）政治因素的。把北京話當成官方語言，臺語為方言，是政治因素決定的。就其他三種語言學觀點看，北京話與臺語都是方言，也都是語言。都是方言，因為用法上都有地方的獨特性。是語言，從人類語言學上觀之，是當地人口社群所使用的某種特定形式的語言；就社會語言學觀之，語言具有眾人相互理解性，由中國人看臺語雖與中文唱反調，但也可理解其意，不會像看、聽英、法、德語文完全陌生；再從歷史語言學方面看，方言是某個歷史上較久遠溝通媒介發展出來的語言形式，北京話若非經政治因素，使其變成全國通用的國語，也與臺語、湘語、川語一樣，同為方言。當初日本政府與國民政府來臺，分別將日語、北京話當成官話，把原來臺灣的語言當成方言，到今天也才有會成為與中文唱反調的情況發生。

47

　　友人傳來有關臺灣烏腳病的紀錄影片，使我憶起昔日親眼見到烏腳病患者的印象。小時候曾坐父親駕駛的牛車，到南鯤鯓代天府王爺廟拜拜求平安，見五府千歲主廟到鄰近供奉萬善爺的小廟路旁排列著一群截肢的乞丐，印象深刻，至今難忘，原來都是烏腳病患者。此病後來被終結，當地王金河仁醫與去自南投的謝緯牧師醫師，以及臺大公衛系陳拱北教授的研究團隊，都功不可沒，但社會大眾也忽略當時臺南縣境西海岸一帶自來水的建設也是一大功勞者。陳拱北教授對臺灣鄉村地區公共衛生的改善工作不遺餘力，與本系的參與也有關係，陳教授曾到我們農推系借將，楊懋春教授系主任選上本系第一屆第一名畢業生羅俊男給他，後被送往加州大學伯克萊分校進修公共衛生，獲碩士學位後回公衛系任教，兼任全國醫師公會祕書長，再轉任衛生署當公衛科長，對臺灣的公衛發展曾盡過力，有貢獻。後來離開公衛，回歸農業本行，赴美開創農企業事業。臺南沿海自來水的發展對烏腳病的抑制也直接有效。陳拱北教授的調查研究團隊發現烏腳病的主要肇因是，民眾飲用含砷有毒的井水引起，解決之道是供應自來水。約在 1950 年代末，我上大學時間，新營自來水廠致力裝設新管線，路經鹽水、下營、學甲等鄉鎮轄區村莊，直到北門烏腳病重災區，烏腳病明顯改善。當時新營自來水廠廠長是我一位中學同學好友的兄長，我自就讀初一起就常在他們家出入，知他努力推動這項自來水建設，對抑制烏腳病的效果，也功不可沒。

48

　　近外媒傳訊，獨輪車是簡單而高效的中國傳統工具，我說，這種獨輪車在三國時代西蜀與北魏大戰時，諸葛亮就用來在山區運糧了，中國到民初還在使用，足見舊物進步緩慢，但也見因有巧思，而能耐久使用，就像其獨裁專制制度，當西方的社會與政治體制已進步到自由民主，中國還停留在這種獨輪車似的獨裁專制體制，卻還能與西方進步的自由民主體制相對抗，不無巧合，也奇怪。

49

　　今天很難得與幾位本系早期博士班畢業系友，同被聯合大學客家研究院馮祥勇院長，也是系友邀約，一起到該校聽他對新進行一項研究計畫的構想，他也要大家提供建議，給予參考。研究題目是「提升年輕世代參與休閒農業策略」。他構想中的提升策略要兼顧經營者與消費者兩方面的年輕世代，研究方法上包含量化分析調查資料與質性會談深研，構想相當周延詳實。聽過各位經過博士階段訓練，並已實際歷練教學與研究多年系友的發言，都能說得頭頭是道，鏗鏘有力，對馮院長的研究成果必有實質的增益效果。經討論之後，馮院長的概念增多，感到可探討的範圍寬廣，我乃也想到有必要收縮研究焦點，直探緊要議題就可，會較有貢獻，也當為建議。

50

　　我原是主修農業課程，對心理學較少涉獵，但個人覺得心理學對個人為人處世至為基本重要，要與他人和睦平順相處，必要了解他人心理在先，有此感受後，到更改修讀社會學時，接觸到一些社會心理學的概念，至感珍貴。但社會心理學的重要議題很多，其中探討對他人的期望是重要一項，乃於晚近累積過去人生經驗，對這題目寫成一篇短文，合併他文集而成為《臺灣的社會觀察與人生感悟》一書，自購近百冊送友，書已送完，未送的朋友還有很多，甚感歉意，乃從中抽出點滴，網傳分享友人們，先寄〈人對他人的期望〉一文，敬請指教。

51

　　愛詩人一大早寄來宋詩一首，內文如下：「春日，宋代秦觀：一夕輕雷落萬絲，霽光浮瓦碧參差。有情芍藥含春淚，無力薔薇臥曉枝。」我回以幾字讀後感：春雷摧雨可以促生，但無力救死，也警告萬物要有能耐與自強，不可等天降雨來救助。有興趣的各位，感想又是如何？

52

　　我像是認真想東想西，也喜歡說南道北的人，將以前我與他人經網傳的對話匯集，到去年底已匯集成一本十萬字出

頭的稿件，後來電腦出了一些狀況，部分文字不見，有點洩氣，就擱放在桌面上。本來打算出書，現在只有前面的部分較完整，後面的有點殘缺，很傷腦筋，看來書也難成。現在重新匯集，把方式改變，打算另成一本，也因有此規劃，在手機上與友人對話就特別用心，也不無功用。

53

從友人寄來的短片中，看到一位曾經不怕吃苦，樂意費時花錢的攝影藝術家，歷時兩年打工賺錢專注工作，曾經八夜不眠，忍受寒冷夜晚，拍攝出參賽入圍的紐西蘭天堂珍貴照片，共十五萬張，包括大山、大海、星空、湖泊、極光與藍色螢火蟲等，這樣堅持辛勤工作的成果，終能在作品參賽中勝出。這件事提醒大家，美好成就都要經過琢磨，能成就的人都先有夢，並願不辭辛苦追夢，為這位年輕的臺灣追夢攝影藝術家讚佩！

第八篇　2024年第一、二季

1

今年為龍年，龍被視為吉祥之物，但也有邪惡之義，如龍捲風、海龍王發怒起海嘯。凡事與物在好壞善惡之際，都非絕對。

2

科學家與思想家都很可貴但難求，天分是一重要形成因素，後天立志努力，也有助達成。教育與學習是重要的推動過程，經此過程，鐵杵可以磨成針、礦石也可鍊成金、小子可以成巨人。年輕的系友機會都在，能不輕看自己，由築夢、做夢，把夢變真，就都有成為可貴科學家與思想家的可能。

3

近校門口的原洞洞館，也就是以前的農推系館，是臺大學生少有不知的一棟建築，其所以聞名就在於牆壁特殊，布滿像蜂窩的洞洞。農推系有二十餘年時間在那裡度過，也在那裡產生二十餘屆數百名畢業系友。如今館的形影與原來的系名都一起消失，不無難捨，但也無奈，是時代的變遷，也是世事的造化，能較永恆遺留的是創系者的精神，與愛系者

的記憶了。

4

　　有人批評自傅斯年接掌臺灣大學後,歷史系著重中國史,忽視臺灣史。這也必然。戰後國民黨接收臺大,是從抗戰八年的對手——日本掌握五十年手中接手的,去臺灣史才能切斷或弱化與日本的關係,也可合理接管臺灣,因此臺灣史一直到本土政權出頭後,有學史者的覺醒才發展起來。批評者認為傅校長缺乏正義,也是政治打手,不無另有看法。

5

　　讀完一篇長文,了解印度靠著四種途徑吸進美元,**彌補逆差**。臺灣有四種人分別要格外小心注意,避免吃虧。(1)第一種是雇主,主要是科技企業主及高等學術機關,近來不少聘用印度籍科技或數理人才,臺大就見有不少印度來的學者,這些人都是僑匯的重要成員,都會吸走臺灣的美元存底。臺灣會用這些高科技及數理人才,都是科技產業發展及強調國際化造成,也許有必要,但也要小心,盡可能不多聘請不必要又多餘的外人。(2)第二種是企業界,由於重視南向政策,近來到印度投資者不少,當心有去無回,或被剝奪到光溜溜逃走。(3)第三種是一般老百姓,當心被印度的詐騙集團相中受騙,不少印度的騙子都是經由網路,使用英文聯絡詐騙的。(4)第四種是金融機構,看中印度的經濟起飛,愛

到印度設立銀行，或投資購買印度外債，當心印度人借錢或吸金後少償還的惡習，血本無歸。我寫這些感想並非對印度有偏見，其實對任何外國有金錢往來都要小心。

6

天災真可怕，4月3日幾秒鐘的地震，國家就要損失數百億大錢去修補。這次災害受傷最大的是花蓮居民，政府付出，受益最多的也是花蓮居民，但許多花蓮選民領傅崐萁夫婦的情，好像比對執政的民進黨還多，這也隱藏政治的深奧與玄妙，或許也值得花蓮人、民進黨與全國人民去多理解，或許也很難以理解。

7

最近網路流傳如下的諷刺性短語：「樹多必有枯枝，人多必有白痴，信徒多必有勞斯萊斯。很多人合起來騙一個人叫詐騙集團，一個人騙很多人叫大師。」有人疑惑，要有更清楚精確的定義。我回以：詐騙集團的定義沒問題，但把一人騙很多人叫大師就不對，這是開玩笑的定義，既然有騙，正確的名稱還是應離不開騙的「大騙子」。

8

楊老師那一世代的真正讀書人確實很有特質，好學律己

都是很基本的修養，當過他助教、助理、學生的人的確也都感受到他治學寫作既勤又快，幫他謄抄文稿常會追趕不上他寫稿的速度。能有幸親身感受到他做學問的後生，多少都能感染一些他寫作勤奮與文章求美的精神。

9

　　熱愛鄉村原是本系的本色，但願不因改名也改弦易轍，系友對鄉村景色與發出的天籟之音能不要不屑一顧與一聞才好。

10

　　一位巴基斯坦的老影星很幽默，致詞時喜用挖苦語氣回答記者的訪問，常引來哄堂大笑，我羨慕他的睿智，但更希望群組友人珍惜在群組出聲，顯示平安健在。

11

　　英國女王伊麗莎白・亞歷山德拉・瑪麗很長壽，活到96歲，比同年出生的美國名電影女星瑪麗蓮・夢露多活60歲，女皇曾在一次演說中引用澳洲原住民的一段格言，表明人來世上只是客旅，是寄居的。我感到她的演說詞有如李白在《春夜宴桃李園序》中所說：「夫天地者萬物之逆旅，光陰者百代之過客，而浮生若夢，為歡幾何⋯⋯。」

12

　　文筆的改善與知識的增進一樣，都從學習中得來，一般改善文筆,亦即改善寫作能力,通常途徑之一是閱讀好文章,較特殊的歷練是抄寫好文稿與經人修正潤飾，也都會有作用。其中抄寫文稿要經一字一字仔細地寫，在這過程中即可同時感受到師長的高明之處，無形中可學習到要寫好文章的祕訣，這也是抄寫文稿的最大好處。

13

　　媒體報導，知名雜誌 CEOWORLD 日前公布 2024 年全球醫療照護評比，臺灣蟬連第一，國人應都會高興與驕傲，臺大吳院長受訪發言，認為這項優異成績是血汗醫護的成果，他也認為不該要求醫護做有價值的事情，卻不給價格肯定。有人看過這項報導後，質疑血汗醫護是否與大家喜歡看病、吃藥、住院有關？

　　我讀後感想如下：醫護服務制度與人民的醫護服務需求互為相關，在臺灣最先是為能有效治病與防病而設立良好醫護制度和公共衛生，有了這好制度的引誘，大家就較喜歡看病、吃藥與住院，但吃藥與住院要經醫師核准，醫師可以控制一部分，但占幾成不很確定。往後也會造成血汗醫護，亦即會很緊繃，也可能有過度或不當的醫護。醫護方面再要求給價格，雖也合理，但多少會傷害到正常必需的服務。這樣的循環一定會發生，也只好不斷調整。醫療費用會有增減，

但多半是增不減，部分因為通貨膨脹使然，醫護品質應也要不斷改善，但也不是很確定，有因不當需求或超越能力的極限。在臺灣這個民主國家，有不良的醫護供需變化，就會演變成輿論批評與議會討論後決定。

14

昨日收到前農業科學院李文權院長的傳訊與貼文，見實際從事農業推廣工作者還有其人，很受感動。他也寄來峨眉國中陳姿利校長偕師生及社區居民參訪香山希望農場的訊息，覺得大家好開心，很幸福。我也寄了以前寫的一篇舊文與他們共同互相勉勵，舊文題目是「讓都市小孩也懂得種田」（內容較長，從略）。

15

回答一位友人對較敏感性政治問題的議論：兩位的高見分別代表臺灣人的兩種心情與顧慮，您友人的看法與想法是許多臺灣人的終極期望，希望能建立一個長遠和平、自主也幸福的家園，但至今歷任國家領導人都未能達成，多半不是沒有意願，而是為顧全大局，以安全為第一考量。您的高見代表當前多數較務實臺灣居民的看法，大家還得忍耐一些痛苦，會較安全可靠。將來局勢會如何演變？還是很令人憂心，更多臺灣的人民要能覺醒，到關鍵性選舉投票時刻，必須慎選把關，少給對人民利益立場與看法不忠誠的政治

團體有機可乘。任何政黨為能掌權，都要能獲得更多擁戴，必須爭氣，不貪圖近利，要更加努力造福百姓，才能更加深得民心。

16

關於現藏在臺北市新生南路底的大排水溝，原來是小河或瑠公圳？這是很新鮮討論議題。本來大家都以為就是瑠公圳，但也許真的是天然小河，但大家確實也都叫瑠公圳。在1962年發生轟動一時的棄屍案，報紙都稱那條水溝就叫瑠公圳。那個事件曾轟動一時，事件的發生是在某天黃昏時刻，有一捲草蓆漂過臺大操場旁那段圳溝裡，大約從羅斯福路漂到信義路後，被發現是一具棄屍，當時每天報紙都在報導偵察瑠公圳棄屍案的進展，帶給人的印象那條小河就是瑠公圳的主幹道。但很有可能最先是天然小河，後來也可能曾被納入瑠公圳的灌溉系統，史料上可能會有詳細記載。梁蔭民系友專攻文化學，對這案件也許會有興趣再考據澄清。

17

以前的農業大官常是農經系的份。這次很湊巧，原農推系還連中三元，我看到名單後，在群組告知大家，才引起注意，本來三人也分散在三處的，聚合一起就有一點意義。但系的重心轉移到較表面的傳播，未能較重視內潛的農業與鄉

村社會，我還是擔心會淡化與喪失學術的底蘊。

18

　　朋友問，許多人愛跟隨妙禪、妙天、太極門的社會意義為何？妙禪是佛教如來宗教派創始人；妙天是佛教傳道人；太極門是宗教色彩濃厚的收費氣功養生協會，跟隨者不乏高學歷的高科技人，情況是有點不尋常的詭異，也就值得探討一番。人會跟隨宗教，多半是為了求得心靈的平安，許多高學歷高科技人愛跟隨宗教，表示其儘管學歷高，具有高科技知識，但內心並不平安自在，也許因身家或工作職業因素造成，或由外界的原因導致。太極門又以練氣功為吸引信徒的門道，跟隨者更會有健身去病的意圖。這三者的信徒還有兩項特點：（1）有不少人都投入大錢，有的心甘情願，也有的類似被騙；（2）一些高學歷、高職位的信徒在這些團體組織中，都被冠上領導幹部的要職。俗人信教後會將大額金錢投入，有的是受到感動而樂意奉獻，也有的是被傳道講道人居心不良詐騙者，這三者確實得財之道何來，我無興趣追查，但其累積的進帳不少應是肯定的。這也顯示我們這個社會有餘錢的信教者不少，是否其來源有讓他們內心不安者，乃願奉獻一些，也值得存疑。至於高學歷、高職位者被禮遇為組織的幹部，除因其能力較高，協助組織管理發展功效較大外，也因其較有吸收信徒的示範作用。

19

　　朋友再問，為何有那麼多人集體願意相信（或被騙）？這樣風氣該持續下去嗎？正宗宗教或邪教的信仰都有熱情與迷失，若有被騙錢財或其他，受騙者是迷失作祟，信徒缺乏自信與定力，人云亦云，迷失於熱情的信仰中。但傳信者的魅力也不得不令人佩服，因其具有本事，儘管言行有偏邪不正，但還是會有人相信。傳信者雖然信口開河，卻也有正好能與信徒氣味相投。宗教信仰會狂熱，集體意識的形成與作用也不可忽視，在此情況下，眾人無意識的信念互相感染，使個體失去獨立思考與判斷。至於這風氣該不該繼續，與是否會繼續是兩回事，「該不該」取決於社會價值觀與社會規範決定；「會不會」則與這三者和其信徒們不斷互動折中後的決定。由於臺灣憲法規定容許人民有宗教信仰自由，若無極端事故發生，三者的信仰體系應會持續下去，也無不該問題，但若有跨越社會價值與規範的紅線，就會遭受社會的質疑與反對，會迫使其變弱、變質或消失。

20

　　藝術創作也真不簡單，要熱愛、用心也耐心，費時、費力也費錢，幾乎所有藝術家都有這份狂熱，才能達到非凡的成就。恭喜您的創作的辛苦過程與美好的成果。藝術家常在心靈掙扎過程中成長，美好的成就也都常隱藏著苦難與心酸，到眼前達成玻璃燒成畫的美感真的很特殊。

21

老友在網路上寄來一張古董放映機的照片，並回憶他小時候晚上在家鄉小鎮公園觀賞放電影的熱鬧趣事。我見聞之後，也有一點小感想：人類的物質文明永無止境，但不同時代的產物都有其特殊的趣味與意義，也不是更先進的器物就都能勝過與取代舊有的，像這部古董放影機就藏有當時跑片人的辛苦，以及影迷們的期待與驚喜。科技的發達加速事務的變化，現在的 AI 與半導體等頂尖科技產物，長時間以後，也不無變成古董之可能，許多事物只在我們一代人的短時間內就發生巨大的改變。

22

網傳中研院某所長出版關於她夫婿老年失智的種種，原來兩人是與我同時間在美國同一校進修的熟人，這使我記起在 2015 年出版的《每日生活社會學》一書中，也寫了一章「長期照護工作與生活」，都是因為家人罹患老人痴呆症造成的無奈。

23

因朋友傳來有關拆船業汙染環境的訊息，使我記起拆船及燒廢電纜曾經是高雄兩項賺錢但高汙染的事業。這兩項工程回收的廢金屬，其中回收的廢電纜物資常流進五金或其他

金屬原料，會因為含有太多雜物，品質欠佳。這也提醒我們，任何事業的處理過程都要用心，尤其需要經過化學工程處理的，因為含有化學物質，要經化工專業者用心處理才較保險。但不少業者缺乏化工專業知識，或為了節省成本，提高效果，而不擇手段，都將留下毒害危險。不僅廢棄物處理如此，食品加工也是。

24

聽過一曲好聽的愛爾蘭民謠，有人說像是臺灣的〈黃昏的故鄉〉。在戰後不久的臺灣，會風行〈黃昏的故鄉〉一曲，是因為許多知識青年為逃離政治迫害，或追求較好生活，留學與移居國外，在黃昏時刻特別思念故鄉。這意含任何地方、任何時代都會產生特別扣人心弦的歌曲，或其他象徵性藝術等事物，常與當時當地的社會、政治環境或條件有密切關係。

25

自論及對失智老人照護的議題後，群組系友知道我也要照護失智的妻子，傳來了一些勉勵的話，其中有李謀監及陳耀應兩系友都用「相濡以沫」勉勵，寓意可貴。據考察，此語原本出於《禮記·中庸》，莊子大宗師用之，我若再寫一本《俗說醒語》續集，當以闡釋此語為優先。這種義行原是出於魚類，人類確也當效法行之。此語之後，常連接「不如相忘於江湖」，後半句按照百度百科的解釋，則此時此境不如我

們彼此不相識,各自暢遊於江湖,但那不是容易的事,他說說,我們聽聽就吧!若另解釋成此時此境不如將在江湖暢遊時的寬廣自由忘掉,似乎較接近情理。不論後半句如何真解,都不去奢求,也就較能心安理得。

26

　　今日母親節,自年輕時留學美國的中學同學,如今已近百歲,錄音一卷自唱的〈想厝的心情〉,類似想家遊子唱〈黃昏的故鄉〉,我說他是鐵漢柔情,想厝內已過世的媽媽,配合溫柔的華爾滋曲,真會賺人眼淚。

27

　　今天母親節就要過去了,有關懷念母親的歌全都出籠,真多,這也必然。人對世界上的他人再尊敬、再懷念,都難與和母親相比,當然,對父親也差不多。也因父母生我、育我,是生命之源,衣食所靠。母親的偉大,給人的懷念,各種歌曲中都點到了,無一不真實、無一不感人,念之讓人心酸涕下也就自然。上了年紀的人多半母親都已不在,只能藉著唱歌、聽歌,在風中、夢中與母親神會。母親還在的人,多半都紛紛贈送康乃馨,帶去餐廳飽餐一頓,表示敬謝之意。但世上也有等而下之的忤逆兒女,不孝敬母親、父親者,也比比皆是,又將奈何?在這母親節,願他們都能聽到歌聲,看到他人送花慶賀,而能悔改收斂是幸。

28

　　從大家對音樂的喜愛，可看出音樂是很受歡迎的業餘休閒，但有人也喜歡繪畫，正好朋友問及兩位同學夫人畫家對美術市場的看法，就順便說說。當然畫家有專業知識，對畫的看法會比我們常人精深。同學夫人之一的曾夫人王女士，常在群組發表新畫作及作畫的意念與經過，對作畫給人的主要印象是要專心與熱誠，這在其他著名畫家大概也都可看得到；另一位葉夫人吳女士，見過其畫作，未聽過其感受。從兩人的作品都可看出各有其獨特的畫風，都藏有她們的性格與偏好，但都未見過她們對美術市場的評語，也許她們都不方便談論。在我們的中學同學裡，還見一位原主修水利的，退休後成為畫家，幾乎每天都有他在群組上發表作品，畫物風格較單純，呈現中西合併體，每天也都附帶祝福大家寬心、平安、如意，十足心寬體胖的福氣人。

29

　　今年的生日很特別，前一天建賢門生與夫人、幸芬及鄉親老友兩人與我們兩老在家泡茶，閒聊茶經，及一些往日經歷與人情世故，午餐友人叫來便當與豬腳飯，茶飯說笑，樂趣無窮。今日午後，女兒請假，帶我們到郊外山區無人處，在她同學友人私有小木屋小歇，享受半日無車聲、無人影的寧靜休閒。從山間樹梢中照下的五月陽光，炎而不熱。躲藏在此，若遇兵荒馬亂，炮火射擊要達到這裡也難。第一次到

這山區，讓我記起六十多年前在金門前線服兵役時，連上一位袍澤家住附近，順口問問小飯館老闆，果然不虛此問，原來他是已退休的老郵差，幾分鐘後相見，雖然彼此都變老，原貌大致如昔，談起舊日往事，不無驚喜與唏噓，這也是今日的大意外。

30

昨夜睡中突然做了一夢，依稀的意思是，當今臺灣人思考與談論時事、政事甚至生活瑣事，都壟罩在中國或中共的陰影裡。這陰影從極端親中、挺中，到極端反中、棄中，若將此範圍設成十分，每人的思維或談論點從零分到十分，就是零分的也難脫離這一範圍。我心裡也納悶，為何會有此一夢？或許是我們就正處在這個與中國牽扯不清的時空環境，過著時時刻刻有中國影子入鏡的生活吧！而明天又是5月20日新總統就職的日子，兩岸與全世界的人都在觀望，總統就職時將說什麼，在這前夕有此一夢，也就不覺得奇怪了。

31

近有傳聞，美國有人提出菁英生產過剩假說（The Elite Overproduction Hypothesis），因為美國與日本文科畢業生所占比例太高，都高到64%以上，畢竟這還是一種假設，並未證實。但這假設並不是沒有道理，因為社會動盪是社會行為造成，也是社會心理的反射，學文科的較愛胡思亂想，終會

釀成社會事端，造成社會動盪也很自然；但學理工科的也不是不會惹出社會動盪，只因腦子被他們的理工專業占據，較少空間胡思亂想些社會上亂七八糟的事而已。反過來看，學文科的就沒本事去想理工科的專業內容，腦子想的全是社會雜事，其中會有不少引發社會動盪的。

32

近日民進黨黨主席對黨籍立委講話，提及立院藍、白兩黨的委員占多數，既不會讓行政院提出的法案通過，還會通過許多賣臺法案，逼迫行政院執行，所以攻防只是一部分工作，論述非常重要，要多管道，不斷用通俗易懂的言語及時，甚至提前讓人民知道。有點可惜，當前在立院綠營的委員還是著重在檯面上的攻防，少人在論述方面著力。我有感多半的政治人物較少有認知論述重要，也常因缺乏此一能力，因此黨部考慮不分區立委人選時，若能選一、兩位論述的幹才，即可填補今日的缺乏了。但是論述問題的才能也不是隨便捕捉就有，需要培植訓練，黨部要能有此認識與行動才能有成。一般想在政界出頭的人，都較注意練好口才，容易贏得掌聲。口才與論述雖然有關，但不是全然相同，口才常太注重煽動性，常會失去理性的分析與論斷，好的論述則要見解客觀，條理清晰，句句在理，讓人心服口服。觀看當前立法院，朝野雙方還是著重在攻防戰，政治人物較喜歡出風頭、搶鏡頭、聽掌聲，確實也因選票都從這些方面得來。理性論述雖較能長遠站得住腳，但不一定能換得選票。

33

　　摘讀總統的演講。我們從小到大多次讀過總統訓詞、文告、演講詞等，在5月20日未到前，許多國內甚至全世界的人都很關切，也很擔心賴清德總統會說什麼，會特別關心是因為目前臺灣的處境特別險峻，外有中共時時表示不放棄武力攻打臺灣，內有立法院席次占上風在野黨的麻煩，也因此演講中有關兩岸關係及內部矛盾或衝突的部分，最讓大家關切與注意。多半的人事先雖也知道他會有智慧說好這些問題，但也都到了讀過他的演講詞後才較放心。在不短的演講中，從頭到尾對國家大事大致上都面面顧全了，其中有關朝野需要合作代替衝突的期待，在一開頭第一大點「行政立法協調合作，共同推動國政」，他就提出期望與呼籲，將較重要的言詞與情節摘錄如下：「當我們以新思維看待『三黨不過半』，這代表著，朝野政黨都能分享各自的理念，也將共同承擔國家的種種挑戰。」「全民對於政黨的理性問政，也有很大的期待。政黨在競爭之外，也應該有合作的信念，國家才能踏出穩健的步伐。」對於兩岸關係，他說明更多，從第三大點「民主臺灣，世界和平舵手」一節可摘錄這些：「和平無價，戰爭沒有贏家。」「臺灣和各國都一樣，走過戰後艱辛的復興道路，才有今天的發展成果，沒有人願意讓戰爭摧毀這一切。」「中國的軍事行動以及灰色脅迫，也被視為全球和平穩定最大的戰略挑戰。」「民主自由，是臺灣不可退讓的堅持，和平是唯一的選項，繁榮是長治久安的目標！」「由於兩岸的未來，對世界的局勢有決定性的影響，承接民主化臺灣的我們，

將是和平的舵手,新政府將秉持『四個堅持』,不卑不亢,維持現狀。」「我也要呼籲中國,停止對臺灣文攻武嚇,一起和臺灣承擔全球的責任,致力於維持臺海及區域的和平穩定,確保全球免於戰爭的恐懼。」「我始終認為,如果國家領導人以人民福祉為最高考量,那麼臺海和平、互利互惠、共存共榮,應該是彼此共同的目標。」「我希望中國正視中華民國存在的事實,尊重臺灣人民的選擇,拿出誠意,和臺灣民選合法的政府,在對等、尊嚴的原則下,以對話取代對抗,交流取代圍堵,進行合作。」「在中國尚未放棄武力犯臺之下,國人應該了解:即使全盤接受中國的主張,放棄主權,中國併吞臺灣的企圖並不會消失。」讀了他的演講辭,可以看到作為代表 2,300 萬人總統向在野黨人與對岸中國的說話不亢不卑,顧全大局,他做到了,但願藍、白兩黨立委及中共方面都能如他所願,也能給臺灣人民一些活路。

34

　　賴清德總統有建設新臺灣的想法與志願,但具體的目標與方法不明是真的。也可能因為臺灣處境詭譎多變,不好說定,說死,視情勢的演變而隨時調整目標與方法,抱持管理學上的權變理論當為依據,只要方向正確無誤,前景應也可期。這次的民眾運動正給他一個機會與考驗,一方面他要他代表政府,要負責維持社會的安定;另一方面也要能不辜負民意,給民怨之首要者有所懲戒與教訓,人民的怒吼已喊出

偽君子黃國昌，還沒喊出賣國賊傅崐萁，以及混世魔王韓國瑜等。民眾的資源在執政的民進黨這邊，但民進黨也不便大加敲鑼打鼓，必要注意不使人民反感，暗中順勢助長民力，推倒禍國殃民的罪魁禍首，也許是他這時刻的最適當領導，但不知他心裡真正的盤算如何。

35

　　自新總統就任立法院開議後，國民黨籍立委掌多數優勢，強行通過若干讓人民憂心的法案，引起許多民眾不滿，連續幾天每天數萬人包圍立法院，臺北街頭又見群眾運動，使我想起群眾的社會心理特質，民眾常會跟隨他人，追求風尚，表現如美國社會學家 David Reisman 所指的他人指導型（Other directed）的人格特質，但這種人格很容易見風轉舵，改變看法與想法，不會如另一種內我指導型（Inner directed）人格來得穩健持久。以前曾經喜歡立院藍、白陣營韓、傅、黃三巨頭的許多人，今日就不保證都會繼續喜歡了，一些他們過去的小粉絲多半都屬這一類，這也是政治人物可以操作，也要時時警惕自己的地方。

36

　　法律人呂秋遠律師對立法院的荒謬決議的推演可摘要如下：法案三讀通過：行政院會覆議，立法院再度投票否決覆議，總統依法公布實施，立法院少數黨（民進黨）會提出

釋憲以及暫時處分，凍結這部法律修正案的效力，（大法官）可能宣告違憲，立法案的努力全部作廢，法案回到原地。進而他提醒總統不可到立法院備詢，官員到立法院備詢也不能違憲。民眾抗議現場是一場重要的民主教育。附近的濟南教會提供補給及各種必需的服務至為溫馨。背叛人民的藍、白兩黨立委，被人民看清楚，以後就沒有位置。

我讀過呂律師的指點之後，感想如下：有法律人明確指出前景會怎麼演變、結果會怎麼樣，參與運動的人就可較為寬心。也慶幸大家對臺灣民主的成長又都盡了一份力量。

37

朋友傳來激我，我給的回應未盡，大家可再補充。如何定義幼稚？從來沒有真的想過，不過剛讀了幾行字，在說明幼稚，覺得有點意思，提供參考，或者也能分享你的高見。

以下的三種狀況，可以和幼稚聯想在一起：（1）對於立即滿足有過度的需求；（2）對於後果缺考慮；（3）對於消費，幾乎是來者不拒。沒錯，這三點都是分別表示貪婪、無知、不分好歹。此外，我還觀察與感受到以下三項表現似乎更加幼稚：（1）對於一點小成績，常很自豪；（2）對於讓人瞧不起事，毫不自知；（3）對於微小常識，以為天大發現。這三種幼稚分別是自傲、無恥、寡聞。幼稚的定義可從任何面向定義，全部集合，可說罄竹難書。

網傳加批
2022 至 2024 年臺灣社會景象對話錄

38

　　台積電及新興的 AI 科技進入南科及雄科，必然帶動人口南移或穩住南部人口不再或緩和北移，這會造成南、北人口及社會經濟發展趨於平衡，這是絕佳的區域變遷與發展趨勢。所謂風水輪流轉，後來者居上的驗證，先在各都市內部發生，如臺北市的東升西降、臺中市的東降西升，繼而全臺灣境內即將發生南北興衰的大翻轉。

39

　　回覆友人有關 AI 的看法：所言正是，科技如水，能載舟、行舟，也會覆舟。開始應用於人類社會時，可能會是正向的。但這物不僅可能生產出正面圖利的企業家，一旦落入惡人手中，還可能變成殺人利器，且極可能很快就被應用，就像火藥先由用為開礦後，即變為炸彈，生化科技由製造醫藥與營養品後，也變為製作其他戰爭武器，如 COVID-19 等毀壞人類生命的毒物。如您所說 AI 會改變經濟、政治、心理、社會、文化等多方面的結構與過程，對人類可能造福，也可能惹禍。希望這些相關的科技企業新貴，等他們要離開人世時，都能覺醒對人類社會影響的雙面性——功與過，程度也都不小，若能因此將其由經營企業賺得的財富，仿效諾貝爾等，由設立有意義的基金會或其他，回饋人類社會，將是一種貢獻，也是彌補。曹興誠已先走出第一步，希望日後其他人可再有行動與選擇，若能也以臺灣母親為名，則臺灣

甚幸，臺灣人民也與有榮焉！

40

　　關於菁寮村落：兩位提到你們共同的林姓友人是菁寮人，我雖不認識你們的友人，但我到過這個有意思的村落一次，稍微記述一點印象，提供未到過的人了解，也給去過的人回味。較遠地的人會認識這個地方，可能因為此地曾經有一位種稻出名，也是《無米樂》主角，並獲聘國策顧問的崑濱伯，這個古村規模不小，有條老街很有看頭，店家販賣各種農用品及日常消費品，包括小吃。在日據時代設有一處農村自衛民兵訓練所，也許是目前養老院的舊址。在行政體系上這個村原屬臺南縣後壁鄉，後來縣改為市，鄉改為區，但村子外圍四周仍是農田則不變。西鄰鹽水鎮街上，但離嘉義及臺南市區都很遙遠。崑濱伯種水稻五十年，種出品質優良稻米，被記者及政府合作製作《無米樂》影片加以宣導，為村子打出名氣並引來遊客，也為村中商家帶進一些商機。我讀小學時，校長是菁寮人，算是農村中受教於日據時代的知識分子，作育我們全校學生，應是當地聞人之一吧！但往後村中較優秀的學子，可能就如兩位認識就讀嘉義中學的友人，也可能還有未提及就讀臺南一中、嘉義女中及臺南女中的，後來也都可能上了大學。

41

近時有愛詩的親戚友人，每天早晨寄我古詩一首，我讀後都回了簡單感想。讀了多篇之後，也得出如下感想，不知對與不對。詩的意義與價值就在文字優美並寓有深義，能愛詩的人有智慧，沒問題，只是古代詩人常愛歌頌自然風景，感懷自己處境，少用心思想身外事物的進化原理，因此中國史上詩篇出了很多，科學文獻極為欠缺；詩賦文學很發達了，科學卻很落後。

42

中共歷任領導人都不放棄武力攻打臺灣，老蔣還在的時代，在金門實際開戰過，當時除了古寧頭戰役殲滅侵襲共軍外，後來又一次以大炮回擊廈門火車站，造成死傷慘重，從此停火多年，到了習近平的時代，自以為強壯不可敵，又再咄咄逼人，一方面不容臺灣獨立；另一方面企圖併吞臺灣。所幸，臺灣在此時出現了護國神山的半導體晶片，再加上最近新興的 AI，變得更加強壯，但內部出現一批賣臺集團擾亂滋事，也無天理，讓人切齒。

43

近日 AI 教父黃仁勳返臺參加電腦展，邀請幾位高科技大老逛夜市吃小吃，並在臺大發表演講，引發大眾媒體對他

的追逐與熱烈討論，我讀過一篇題為「成就他的三個突破時刻看起」文章後，連帶的感想如下：造成黃仁勳的成就，父母與妻子很重要，但更重要的是他自己，志向、才智與努力缺一不可。臺灣人自幼或青少年時就到美國受教育過生活的人很多，有成就的人也不少，但多半力道上與黃仁勳都有不同，這些不同的力道也許較差，但並非真的差很多，有的可能用到別處去了，如有人用到學術研究，成為學問家；有人從事政治運動，成為政治叛徒或英雄；有的酷愛享受美國或世界的美麗山水，成為旅遊玩家；也有的學成之後，急急忙忙回臺灣，是報效國家故土也好，看顧父母家小也好，都有不同的落腳與境遇，也都是成就和後果。這也說明在相同大時代與大環境下，人生的各種過程有所不同。

44

　　工程師友人曾參與高雄愛河整治計畫，寫一文記述經過，我為他感到榮耀，祝福他，也寫了如下的簡短感想：世界著名河流少有不經過整治的，有的話，多半是些落後國家的自然河。在文明的國家，較早期的治河目標，多半是為除水患，到工業化與都市化以後，整治的重要目標就都轉移到清理汙染及美化景觀了。

45

　　黃仁勳來臺期間所到之處，粉絲人潮轟動，已有「仁來

瘋」之稱，我也多了一點認識與觀感：黃仁勳的 AI 成就，大家都已熟知，但他的一口流利英語卻少人提及，當然這與他在美國住了大半輩子有關，娶當地的美國人為妻就更重要了。留學英語系國家的人要說好英語，這項與當地人結婚的因素太得力了，每天日常談話勢必要說英語，腔調就很容易被同化。事實上，留學生中為學好當地語言，刻意與留學國的人結婚的並不乏其人。

46

　　暴政必亡？暴政必亡是一般常人對暴政與暴政者的論斷與期望，自古以來，老百姓都會這麼說，尤其當他們對暴政極為不滿的時候，心中都會存有這種期望，甚至會脫口而出，常因身受其苦之故。但是這種說法也未必都會變成事實，常會見到暴虐的獨裁專制政治長期存在不滅，讓人對暴政必亡的真實性產生懷疑。古時中外政權長期掌握在暴政者手中的情形也甚為多見，近期在第二次世界大戰後，經過西方民主陣營與共產陣營對持冷戰，暴政統治的蘇聯及東歐共產國家紛紛解體崩潰，但中共卻仍存在不滅，以致會讓人對暴政必亡之論產生懷疑。認為此時若對中共政治存有暴政必亡的幻想，反而是讓自己未能正視現實的危險想法與說法，讓自己的迷失與遺忘處於危險境地，繼續受到暴政者的威脅。對於這種相反的立論觀點似是而非，但也需要調整之處或許在於立論的基本出發點上，若非以絕對是非觀點來看事端，改以相對論、二元論與多元觀點出發，或許就可較少引發爭論。

相對論、二元論與多元論，分別著重在物理學、管理學和哲學上的理論，三者都能將時空要素納入思考與觀察內容中，有此看法，對於暴政是否一定會滅亡，即可有較彈性和較寬廣的思維與說法，因果關係會因時間的加長與空間的拓寬而成不一定性。相對論是愛因斯坦所創，他將空間與時間中的扭曲和彎曲為基礎，這嶄新概念徹底改寫重力原理，引進後改變了人類對宇宙與自然的觀念。二元理論主要應用在企業管理上，強調成功的企業組織必須具有二元的特性，能夠同時培養與平衡兩種相互矛盾的行為。多元論則是一種哲學思維，認同一個以上的終極真理與價值，以理性為基礎，都可供為個人的選擇。融合這三種理論觀點來看暴政必亡，就會有較寬廣多樣的看法，可為必然、不然或不一定性，也會因時空不同而有不同的關聯。但是平常人都會不喜歡暴政，主觀上都會期望暴政必亡，如果尚未滅亡，是因時候未到，不是不報。這種期待的關係與其他許多相近的關聯現象，都是相同道理，像是驕者必敗、惡有惡報、多行不義必自斃、天理昭彰等等都是。

47

老同事拍攝一張大安公園內的蓮霧照片，看它的果實形狀並不算大，可能因為是老品種，也缺肥料。這樹是在幾十年前公園範圍內新村住家種植留下來的，目前共見有四棵，分在兩處，一處兩棵。有關蓮霧，網路上的記載不多，主要記述這是熱帶水果，原產馬來西亞群島，但我在印尼叢林地

區也見過。這水果的一大特性是含水分多，也富營養。當前臺灣各地市場買得到的蓮霧，多半產自南部屏東，尤其以黑珍珠最大，也最甜。看到這水果使我想起小學時候，上學半路經過鄰村路旁有兩棵老蓮霧樹，生產季節，樹上結成累累果實，常有一位年老婦人守在樹下賣果，也看顧防人偷。風吹來，樹上果實常掉落一地都是，我們小學生路過時，常會留步撿拾掉在地面還不太壞的落果，當主人沒看見時，也有人會丟石頭，讓果實落下而拾之，如今想起真是汗顏，此舉與偷竊無異，還好主人即使看見，也只是大喊一聲，沒將我們捉去見官。類似的情形也有種番茄農民捉到村中偷取的小孩，還特地奉送鹽巴給偷果者，將番茄沾鹽後全部吃完，當成一種懲罰，但也不失顧及人情與人道。

48

　　作者顏擇雅說她母親看了旅美高科技企業家梁見後的名字，覺得土味十足，其實他老家的獅埜村的「埜」字也很土，要查字典才念得出來，原來是野的古字。這文章中請媒體人應三問，特別有意思，諷刺中帶有實事求是的追究真理之意，何止媒體人應為？其他人不也都應該凡有疑問都該查明事實？

49

　　一群在美國奮鬥成功的臺灣高科技企業家，在此時臺灣

舉辦電腦展時一起回臺灣，作用與影響之大是多方面的，加深臺灣經濟實力，振奮國內民心士氣，提醒世界重視臺灣，也堵住敵人囂張氣焰。

50

門生問及我對於系名是否較希望保留原有「農業」兩字，我回以人事全非，要回頭困難了，進而補充一點小感想：事理就是學問的根源，性質會變，但不會滅，學問跟著事理的變化可變也該變，但事理不論新舊都學不完，也追求不完。許多人都愛新，常將舊的視為不是新，就沒價值，也就會因求新而捨棄舊。原農推系研究農業及鄉村的學問，就在這似是而非的思維下被翻轉，也被捨棄了，有點無奈，也可惜。臺大農學院改名生物資源暨農學院，農業推廣系改名生物產傳播暨發展學系。院的名字並未棄農，系名卻徹底棄掉農，實際上也把農的課程都丟棄，違背原來系的宗旨，也背離院的旨趣，有點不應該。

51

看過邱吉爾抽雪茄的短片，使我想起：第二次世界大戰的幾位風雲人物，希特勒、邱吉爾、羅斯福、蔣介石都有強烈的使命感，都會想長命百歲，達成任務，光耀生命，但戰後希特勒難逃戰犯之罪，最早結束生命，56歲時飲彈自盡；羅斯福63歲死於中風；蔣介石總統活到了88歲，不算命短，

但不無遺憾再丟江山；邱吉爾菸酒不離，卻能長命 91 歲，算是唯一享有福壽兩全之人。

52

老友傳來與另一老友談論我長年照護有病妻子的事，我回覆如下：謝謝兩位老友關懷，人是同類，但種種事端都會因人而異，命運更是，感恩活命，遵命而為，也就心安。

53

週末清晨醒來，略微聽友人自遠方傳來佛家講解佛經中止觀的大意，略微知曉佛與禪修的意義，注重養生健身，修心養性，兼顧生理與心理的修與練，兩者都至為重要。由坐禪而入，這是佛家與禪宗的修法，進而也思及體會其他宗教的修法，基督與阿拉也都教人由讀經與聽道做起。非宗教體系，如學問家，就要學習者由讀書思想與寫作起步；企業家、管理者則必定要求員工門徒的工作實績。萬事道理名稱不同，原理齊一，能明知其理，通達其道，修習績效就能有成。

54

臺大原農學院昆蟲系一位同是由研究小蜜蜂而聞名全球，真是一沙一世界，研究小蜜蜂，關聯農作物花粉的傳播而影響糧食生產，貢獻人類甚鉅。有關昆蟲與糧食的關係，

還可推演到更多的理解,其中農藥的中介變數更是不可忽視。植物花粉的傳播除蜜蜂,還有其他的昆蟲及風的幫助。農藥不僅會殺死蜜蜂,還包括田間各種小生物,最明顯的是泥土中的蚯蚓,所以農藥對糧食的生產雖有利的一面,損傷也很大。昆蟲遇農藥,好的、壞的都死亡,這也是讓人類始終未能絕對使用或不用農藥的原因。

55

　　讀過乞丐豔遇故事的小文章,覺得很陽光,也很勵志。一束鮮花把一個乞丐變成一位企業家。故事的要點就在人接受一項對味的刺激,改變了心意,也就能更換了人生。該故事的主角原來是一個乞丐,乞丐改變心意不是因為受到正規的教育栽培,也不是受到嚴厲的處罰或責備後的省悟,只因一束小花的啟發,使他改變心意,但這心意並未把他帶上王子之路,也非走向愛情之途,最終是變成企業家,不過不是一下子就變成的。從乞丐到企業家相距很遙遠,幾乎是遙不可及,但從他轉折心意的每一步就都很接近,從有花到要有花瓶,再到要乾淨的桌子、清潔的房間、一副整潔的外貌、努力工作、當企業老闆,一步接一步就都很相近,要達成就不困難。這也讓我想起當年楊懋春老師如何鼓勵我們,他提醒我們,書籍或文集是由文章合成的,文章則從組合文字得來,平時未能由一個字接著一個字的寫,哪來文章、文集或書籍?看了乞丐的改變,其他的人與事的改變也都不是一步登天,而是如今日很流行的一句「一步一腳印」,或可與大家

共同勉勵。

56

謝謝分享大家一篇臺灣與全球科技突飛猛進的報導，此報導先從科技的創造力談起，從馬雲的口中說出年齡這似是而非的創新因素。當然科技創新最大的撞擊免不了是經濟，報導都提到公司與個人的財富成長效果，但對國家經濟力的影響，與促進科技成長的經濟因素卻較忽略一些。報導最後略微點到臺灣科技的精進，連接到兩岸的一些政治關係。儘管短短的報導相當精采，但未見談到容許自由思考發揮創造力所必要的社會與政治制度和環境因素。我閱讀報導後，為臺灣的成就感到鼓舞，也加上一點小小感想，一起就教各位讀者。

57

友人寄來院子自種香蕉開花結果的照片，並且火龍果樹也已開花，我看後有所感，覺得所有果樹中以香蕉樹開花結果的陣仗最大，像是已懷有多胞胎待產的母親，而火龍果樹初看像是有刺的林投葉子，不像會生產甜蜜多汁水果的母株，但它也達成完美的使命。一切因果不可看表象，應看實際的根本。

58

　　近日報端揭露成大歷史系招生困難,說明大學歷史系沒人要讀的困境,反射整個人文社會科學界沒落的困境,也反應人類價值觀與生活目標將更加重視物質與自然物化科學,忽視內心的精神感受。社會若將學術與教育也視同企業化經營,則許多人文社會科學領域的教學與研究都將關門大吉。未來人類的本質將會大有變化,變為非常缺乏社會人文素養,對於物質的掌握與控制更加聰明,但內心世界不無變為墮落的可能,貪婪邪惡的人性會更加普遍,但願我所說是錯誤的。

59

　　NVIDIA 公司的股票能飛上天,除了 AI 的厲害外,也因為黃仁勳的超人能力,臺灣慶幸出現這位能救經濟與國力的奇才,同時也希望因出現一位亂世英雄的總統賴清德,能清掃一些國內的政治垃圾,以及破除外來的大侵略者,使國家與人民能長治久安。

60

　　曾有一年美國鄉村社會學會年會討論的題目中,有一題是時空變遷與區位差異,我想好要寫臺灣三類型態鄉村區位的比較研究,大意是在早年農業經濟為主流的時代,平地農

村比山村及濱海地區的鄉村都較富庶，但是到了工業化時代，後兩者變為休閒旅遊地區，經濟條件變為比原來相對富庶的平地農村好多了。後來忘了因為何事，決定不去參加，論文也就沒寫成。但看看這些年來的變化，當初我的看法還是對的。

61

有人感嘆人生苦短，凡事不要一等再等，以免錯失良機。我則認為也不是任何事都不能等或不該等。未到成熟之事，若行動太快，是莽撞的，會頭破血流，徒勞無功，這時候還是要等。但有些隨時都該做的事，確實等不得，過眼雲煙，過了就沒了，就不行了。這兩者之間，還是有分別，要我們自己去拿捏判斷。

62

與友人論起科技與倫理道德的問題，使我記起李國鼎曾提倡第六倫，紅極一時，說穿了，就是指個人與社會群體之間的倫理關係和行為規範。這關係與規範卻也極為複雜細密，他只指人與同社會的他人的一般性道德規範。但如今與同社會上不同黨派的人，規範的建立就極困難。對使用同科技但不同目的的人，又將如何建立共同規範？困難更大。

63

　　看過題為「喜悅」的達賴喇嘛遇見屠圖主教的影片，這兩位睿智仁者老友久別重逢，內心自然掩不住真誠喜悅，也感染臺下萬千敬仰的觀眾同感喜悅。兩位老人見面時的簡略談笑被譽為世紀對談，誠不簡單，非有他們長期經歷迫害，為同胞人類的權利與快樂幸福而奮鬥的紀錄，這榮譽恐怕不會到手。也因他們能有這份榮譽，舉足輕重才能受到世人矚目與追蹤，諾貝爾和平獎得來不是憑空無實的。

64

　　博愛座之爭：近日在臺北捷運上連續發生兩起年輕人與年長者爭搶博愛座的新聞，引起輿論對博愛座是否應再繼續存在的爭議。臺灣的大眾交通運輸工具，如公車、捷運、鐵路都會保留幾個博愛座，供給老弱婦孺等弱勢群體專用，有法律規定的背景，實施多年，情況良好，少有爭議。近日卻因有身心疲累的年輕乘客，未能讓位給年長者，引起雙方口舌衝突，繼而引發社會的議論，贊成取消與維持的雙方都有。愛說笑的人還提出驚爆的解決方法，建議需要就坐者可在車上席地而坐，甚至躺著睡。實際上，過去少有這類爭吵，這也意味設立博愛座並未有嚴重的不正當性。我們的社會立下這一規定，顯然是基於對弱勢族群的體貼與同情，用意不差，多數的人也都能實踐履行。會故意或不得已違背規定者不多，但也有老人會對坐上博愛座的年輕人提出抗議，並常見

有坐上博愛座的年輕人閉眼假裝睡覺情形。這兩種情形都是心理上的偏差，改進之道是個人的心理建設，未到不得已，不奪人所愛或強人所難。這種建設有必要由加強社會教育與個人修養做起，這又要靠有較充分的教育與喚醒大眾謙讓的機制。

65

　　都是雞與蛋帶來的禍：故里鄉親告知，村子鄰近的農地由外來的大養雞戶建蓋大片雞舍，本來就有濃濃臭味，近來這些養雞戶進而在夜間將大量雞糞加工烘乾，製成較方便保存與運輸的肥料，乃散發出更濃臭味，直接吹向村中而來，使得原本生活在清靜農村，可享有較新鮮空氣的村民，日夜都要忍受難耐的惡臭雞屎味，相當痛苦與無奈。曾向業主抗議，回應是合法經營，向各級政府陳情改善，也不得其法解決。本人曾經投書報章，建議政府開闢專業區，將此汙染性產業在遠離人群地區集中經營，但因人微言輕或其他原因，都無疾而終。社會經濟發展，伴隨區位變遷，新問題與新災難不斷產生，調適的功能卻不能立刻見效。人類一方面創造方便；另一方面卻又帶來不便，又能奈之何？臺灣地少人稠，養雞場要設在遠離人群的地點也不容易，就像難找核能電廠合適廠址一般。據聞農業部屬下有一生物多樣化研究所，所中有些生物專家有在努力研究動物排泄物的「聞臭工作」，若能更加努力破解排除臭味的方法，供給大養雞場暨養豬場等應用，也發展成一種服務性的社會企業，應

可功德無量。

66

看到今年荔枝嚴重減產的新聞報導，主因是氣候變遷，開花季節天氣太熱，花蕊變少，預計果實產量只達到往年的兩成。我深感看天的農業，深受氣候暖化傷害，嚴重者，恐怕將會長期停產。過去人定勝天的論說，使消費偏好曾經改變生產結構，但當難以抗拒的氣候變遷到來時，消費習慣就要反被生產結構改變所影響了。

67

看到雨中不動的鴨子影片，被解釋為保護羽毛，少被雨水浸濕，也為避免直接傷害皮肉。這使我感到要了解動植物的生理結構，可用解剖方法，較靜態，較不難；但要了解牠們的習性，就要由觀察與推敲，較動態，就較困難。對人類本身的了解，應也差不多。

68

見過高雄的柴山獼猴打群架的影片場面。感觸猿猴為人類之源，同族異黨的人類會打會鬥，原來有本可循。

69

　　與友人論及《病人自主權利法》的問題，是指病人在意識清醒時提早簽下意願書，這可減少部分無效醫療及減輕家屬罪惡感的正向意義，但也有些醫生為避免醫療糾紛，而未能堅持對治療無效者不治療。我對這事也有一些觀察與實際經驗，一般看來醫療糾紛常因醫方與病者雙方的誤解和私心而起，但較多出於患者存心惡意敲詐，偏差文化與僥倖心理是要因，端正社會風氣和心理建設是治本之道，但醫方應小心謹慎處治也甚必要。談到人到臨終前緊急情況下，可能突發不當醫療處治與糾紛，我也有切身之痛的經驗和難忘的記憶。我母親是在臺大醫院急診室過世的，時年97歲，是在等待胃鏡檢查中突發心肌梗塞而去。發生後醫療團隊急救無效，醫方第一時間就提出要我簽下無不當醫療同意書，顯然很怕我會糾纏，進而問我要不要氣切。當時我確實覺得有可責怪院方不當不力與不應怪的雙重情景和理由，前者如因收容患者太多，照顧是有不周，如我沒簽，就要接下一連串的糾紛。如果我又表示要氣切，母親的生命雖可延長一些時候，但也不知後果會如何？在這緊急情況下，我一時也想到送人來人滿為患的臺大急診處，是我自己選擇的，母親會急速由胃出血轉為心肌梗塞致死，她本人心臟不好也是原因。我沒表示要氣切，也知這一切，也將使母親多過痛苦日子而已。這樣緊急的決定，事情也就告落幕，但內心還是有點愧疚未盡子女之力搶救，至今久久難忘，也不知母親在地下是否對我有所埋怨？

70

　　系友群組提供兩則故事都甚有趣，讀後補上一點小註解與小感想，前項有關張鐵林演皇上及阿諾命運的改變，都說明社會角色與地位（social role and status）密切相關性的概念。但看曾是電影巨星又當過州長的阿諾晚年會變得如此潦倒，有點令人匪夷所思，甚至懷疑故事是否瞎編的。才女寫詩救夫的故事，再度說明如英國大哲學羅素所言，知識即力量（knowledge is power），在古時的中國，詩文正是備受社會重視的有價值知識，也因當時國家政治實施人治的制度，縣大爺一聲令下即可釋放有罪之人，不至被民告徇私枉法。

71

　　看到外甥一大早寄來古人對病牛的同情，使經歷傳統農村社會的我不無感嘆，世間最腳踏實地、任勞任怨、至死方休的，非耕牛莫屬了。他寄的古詩題為「病牛」，是宋代李綱的作品，共有四句是：「耕犁千畝實千箱，力盡筋疲誰復傷？但得眾生皆得飽，不辭羸病臥殘陽。」

　　我將此牛詩及個人感言轉傳給友人後，回應熱烈，都甚有趣，選三則存錄如下：（1）回應一：「任勞任怨，是牠的本性？還是人馴化過程中給牠的生存途徑？馴化，使家畜融入了人的價值觀中，成為家族的一員，相互的自然感情，因而產生了。看見一生為家族忠誠的賣命的牛兄弟病了，心中自然憂慮、感傷。人的生命內涵，也太豐富了。」（2）回應二：

「不止病牛如此,我們這一代也有許許多多的父母,一輩子像牛一樣的『任勞任怨,至死方休』,尤其是當家中有『躺平族、啃老族』的!」(3)回應三:是一首快失傳的歌謠,題目是「阿爸牽水牛」,內文為:「阿爸牽水牛,走過菜園邊,白菜青青,阿爸心裡真歡喜。阿爸牽水牛,走過蔗園邊,甘蔗甜甜,阿弟口水饞饞滴。阿爸牽水牛,走過魚池邊,魚兒肥肥,水裡游來擱游去。阿爸牽水牛,走過田岸邊,稻穗黃黃,滿田園。」

對於回應一與回應二皆帶有提問性質,我乃再分別回答如下:答回應一:牛與人能任勞任怨應是本性,也是馴化的結果,勞苦本來不是輕鬆的事,非有本性的底子,嚐到苦味就會放棄,凡是遇到苦,能任勞任怨,也都有馴化的歷程,否則很難接受的。對於回應二,我的回答是,的確,在這世上比耕牛更能吃苦耐勞的,還不乏其人,是因善根,也是不得已的能耐!

72

友人轉來在今日的臺灣,不管藍、白、綠都宣稱愛臺,但見解相當不同,愛臺的方式及理念,可能和個人及群體想要的是馬斯洛的需求層次理論中的哪個層次有關,如果要的是以生理需求為主,那誰來當統治的主子關係可能不大,但如果要的是自尊、自由意志和自我實現權利的確保,則對政體與人民是否真的當主人的考量就非常關鍵,臺灣今天社會的分裂,和這需求的分歧有關。對這說法,我也同意用馬斯

洛的需求層級分辨對統治者的需求固有道理，但嚴格而言，藍、白兩黨人並無愛臺，他們胡作亂為的出發點是愛中或傾中，不僅想及可獲得最基本口慾的需求，還可能認為歸中更能成為大國子民，更能在世上揚眉吐氣，甚至可能獲更高地位，滿足更高層次的需求。社會確有一群底層無知民眾糊裡糊塗，不分青紅皂白，認為依父也吃，依母也吃，由誰統治並無差別，實際上也因為還沒有經歷比較，等到天地真的翻轉就能明白真相，卻為時已晚。

73

長久以來，我對寫作是有樂趣，可促使思想周密與成熟，寫後若能出版，將所思所寫與讀者交流，不無受到鼓勵作用。但寫作確實也要費腦、費時與費力，寫後在尋求出版時，若常遭遇因出版業很不景氣而被拒絕，實在也會洩氣。過去我在滿 65 歲屆齡退休後，認真撰寫了二十五年，共撰寫也出版了二、三十本書，比退休前寫成的還多了一些，但是當受到的鼓勵越來越少時，也就決定不再寫了，僅將平時與友人在網路上的通訊對話，還用心思索並記錄下來，不想再事先承諾與構思完整的全書。不知覺間，匯集一年多的信件與札記也有了相當字數，已到成書分量，正當出版商與我結算年度版稅時，順便寄上新集稿件，請其過目指教，意外獲其覺得內容還有一點意思，願意出版，讓我有點意外，再添一份鼓勵的力量。我思故我在，能繼續思考並寫一些對人類有意義的文字，也還覺得活著與工作還有點價值。感恩樂意

出版拙著的商家與審閱的讀者，缺乏您們的支持，恐怕能再撞擊我用心思考與寫作的火花就會熄滅。

74

一個稚齡小孩在大人面前變魔術，手中拿著一條白色小紙巾，揉揉後，問大人會變成什麼顏色？有人猜紅色、有人猜藍色，都不對，他把小手一攤，說是垃圾，贏得大人一片笑聲，寄來影片的朋友附言問我是孩童的純真，或是父母的愚蠢？我的答案是後者的成分大，不少父母的虛榮心常勉強要把幼小兒女變成神童，討來別人的誇獎，讓別人看穿的是父母的幼稚與無知。這樣的父母最愛當客人來訪時，要幼小兒女在客人面前彈鋼琴、拉提琴或耍弄其他才藝，展現才華。

75

友人告知他以小企業組織創辦人的身分，偶爾到公司辦公室走動，會有屬下同仁奉送出國旅遊時帶回的當地零食土產，相對於他以前在美國及國內大企業組織上班時所未遇見。他進而與我提及探討這種文化差異的根源會有趣味，於是我也不得不絞盡腦汁，回覆一點小看法。組織成員的互動關係性質是組織文化的一部分，整體而言，組織文化包括三個不同層次的內容：（1）組織分子內層的精神文化，包括理念、價值觀與信仰等；（2）組織的制度面，重要的有領導方式、權力分配與獎懲辦法等；（3）外表物質層次的文化，包

括創造物與設施等。合併起來構成組織文化的整體，表現與象徵其特質。由於組織文化的層次和內容很多，來源也很多，傳承過去的傳統及不斷創新都有可能。傳統文化有堅實的，也有薄弱的，越堅實的傳統，影響與傳遞給後繼者的分量就會越強勢，維持時間也會越久；相反地，薄弱的傳統影響較小，也很快就會喪失。至於創新，就要看後繼者的理念與能力而定了。一般臺灣的企業組織文化，難免會受到東方儒家重視人情觀念與價值的影響，成員同事出國旅遊購買土產時，都自然會想帶給工作場域的同仁分享。但在大小企業組織中，這種風氣或文化可能會有差別，小組織人少，但關係較近較親，有好吃的土產常會招待分享同事，數量能力也較容易辦到；在大公司除了人多，送禮物較難，也因這類組織型態都較正式性，規定較多，分子關係與組織制度也都較官僚化或科層化，科層制度外的輕鬆人情較難顧及，較少能施展。西方文化中個人主義色彩濃厚，出門遠遊購買土產紀念品，較多只會想到自己，之外也常僅止於家人為限。但文化有傳播性與感染性，隨著交流增多，互相觀摩學習，會有逐漸接近的可能。但組織文化中對組織存亡較有關鍵性的部分，常會保持成機密，而成為其特有的價值，他人或其他組織很難觸及。

76

網訊傳知新加坡批准十六種昆蟲可食用，包括蟋蟀與蚱蜢，這使我憶起也感到土蟋蟀（肚八）與蚱蜢本來就是臺灣

農民常吃的桌上物,以前的農民常到野外空地灌肚八,在稻穀收成時隨後捉蚱蜢,吃牠們補充動物性蛋白質等營養素。但是自從綠色革命以後,農藥用多了,地下的肚八與地上的蚱蜢都被毒死,都不見蹤影,也不需要政府費神規定能否食用。新加坡政府還要批准這兩種昆蟲可吃,好像還不難捕捉到,也許是因為新加坡沒有農業,不使用農藥之故,這些小昆蟲才能還普遍活命。原來新加坡人吃的昆蟲是用飼養的,也可能要進口,可以想見會像飼料雞,缺乏土雞的美味。

77

朋友告知網路上維基百科(Wikipedia)載有對「剪刀、石頭、布」這項遊戲的註解,要點包括此項的歷史記載最早起於漢代,日本後來有其修正版,這玩意兒全世界普遍都在使用,維基百科還註解許多數學含義與哲理。我覺得此項遊戲之能全球化,是因為世界全人類都有手指,可隨時隨地方便用作為道具,而其較有趣味有兩點:其一是剪刀、石頭、布,三者一物剋一物,每一物都可能是勝者,也可能是輸者,大家輸贏的機會很公平,不像其他賭法常會有詐;其二則是再多的人都可一起玩,規則也可由大家一起設定,可逐步將出手不同的孤立者或較少數的相同者,先淘汰或先獲勝。我也覺得這遊戲也只有天真小孩們較有興趣使用,大人們會將此遊戲當作小兒科,少有興趣再玩,實在也不必太費神去研究。由這事件也引起我對維基百科很認真地蒐集資料感到佩服,其企圖囊括所有資訊與知識,的確也給求知者方便,但

讓被盯的人毫無隱私，也令一些人害怕。

78

友人和我聊到，從前在鄉下有藥商到家寄藥包的事，使我想起些相關往事如下，記得在寄藥包的同時或後來，臺灣鄉村的醫療行為也盛行赤腳醫生，即是一些只當過醫院跑腿、助理或幫手，但未經正式訓練的人祕密行醫。我對這種密醫的功過有過討論，他們雖然也能救人，但也可能誤人性命。約在 1980 年代末，我被當時擔任大學雜誌編者之一的前室友陳鼓應教授激勵，也算半逼迫，要我寫一篇對當時農業與農村的幾項問題的檢討和建議，其中就有一項農民的健康疾病與醫療方面，我提到當時軍公教有公保、勞工有勞保，唯收入與生活不比勞工好，身體也常痾疾纏身的農民沒有農保，是不公平的事，因此建議政府也該開辦農保。這建議對後來設立農保或許多少有作用，事後見有農業立委將我寫的全文，共有五、六個要項，拿去當為質詢稿，不久後政府果真也實施農民健康保險，以後再發展將軍保、公保、勞保與農保合併為全民健保。目前國民都知有全民健保，但可能有不少人不知這項保險制度也經過演變而來的。

79

看到今日的土生土長的臺灣人創造的本土歌曲，也很受老外的喜歡，在世界各地都可能有人演奏或演唱，使我想起

相對於戒嚴時代，或與當前專制政治統制下的國家相比，可較自由創作、聆聽與歡唱這些土味的音樂歌曲多了。又將臺灣的流行歌曲與古典音樂相較，後者常會是自認有音樂水準的人在欣賞與玩樂的；前者則是老少咸宜，聽與唱起來也很貼心自在，這就在於其產自本土，與本地的生活與生命連結一起之故。

80

朋友住國外，車子沒氣，打不進氣，只好找人來修理，有的開價很高，有的說不能修護，要換新胎，最後找到一家，一看就是被鐵釘刺破洞，稍微動手就補好了，並保證舊輪胎可用很久。類似這種經驗常會發生，一般商人為賺你的錢，就會瞎編，沒壞也說成壞了，修理說零件難找，僅極少數有良心的才會替你省錢，他少了生意，卻贏得商譽。至於破胎，無法打氣，問那位補胎的老闆師父一定知道，輪胎沒拆下，打不進氣，拆了就可以，可能因為沒拆時，整輛車子壓在無氣的輪胎上，太重了，灌進的氣力道不足，無法撐起輪胎，或因磨損部位堵住打氣孔。以上也是我的瞎猜，可能對，也可能不對。

81

美國總統候選人川普在被訪問到對臺灣問題的看法時，回以臺灣把容易賺錢的晶片生意都搶了去，現在臺灣人

很有錢，過去對美國提供國防安全保護，未給保護費，今後美國要把能賺錢的晶片生意拿回美國做。這一番話使得隔日的臺灣股市大跌近 400 點。過去川普護衛臺灣到底與中國的軍事威脅，比另一候選人現任總統拜登還更堅強，現在放出這種話，讓臺灣人吃驚。不過，這也可能反應不少美國人的心聲，美國參與國外戰爭多少，還是會以自己的利害關係衡量。以前有不少美國人的認知會護衛臺灣，主要是臺灣在他們的島鏈戰略中占據重要地位，也因為是取得不可或缺的晶片來源所在，如今川普對這些認知像是有了相同與不同看法。

82

一大早群組傳來今日在美濃的半日「護雉蓮盟」活動節目，我順手寫下一小段文字為其助興：美濃與旗山相鄰，都近山，美麗鳥類會有不少。這兩地都是原高雄縣內人傑地靈的地方，以前旗山的香蕉、美濃的菸葉都是代表性的農產品。政要在美濃前有鍾榮吉立委一家、旗山近有陳建仁副總統，本系友中，美濃有 Frank 處長、旗山有莊淑枝教授，遺珠的請原諒了。今天的護雉蓮盟隊友玩完美濃，也不要錯過到旗山糖廠吃冰，涼快！涼快！

第九篇　2024年第三季

1

　　很高興看到大學老同學於數十年前在加拿大完成農經博士學位後，再於前日獲得佛學碩士學位。感謝他以電子郵件寄來碩士論文，與我分享他的成就與喜悅。我收到論文後快速讀個大概，更喜樂當初我也插嘴他的論文題目之擬定，這個提醒今日終於修成正果。這篇論文的題目是「人間佛教的理論與個人修行探索之研究」，首先研究當代四位高僧大德的人間佛教基本思想，再用這些思想史理論探索自己對人間佛教理論在實際生活及生死觀念上的體驗與實踐。所研究的四位高僧大德是太虛、印順、聖嚴與星雲。對太虛的理論是取其提倡的佛教革命與弘揚人間佛教歷程。佛教革命的思想與理論包括三項：教產、教訓與教理，主張寺院財產歸全體僧眾共有，組織合理化現代化，務實切合實際生活、重人本、去鬼神化；對印順思想理論則取其強調佛教適應社會，以人為原則，以《阿含經》為經典依據，強調佛教在人間的重要性；對聖嚴則致力於教育、發展人生，提倡對人生有益之事；對星雲強調三好、四給、五和。三好即是說好話、做好事、存好心。四給是給人信心、歡喜、希望、方便。五和包含和樂、和教、和順、和諧、和平。為能突顯人間佛教思想精神的特性，作者也將人間佛教與其他佛教作了差異比較。有關作者個人生活的體驗與實證則有五蘊皆空、弘法利生、忍受

病苦、經歷腦中風、布施三法門、慈悲為懷、廣大無邊、持戒功德、只問耕耘不問收穫、改善財運等。對生死的實踐與體驗則有生命不死、三世因果、理解涅槃、無我無常的感悟、因果涅槃與解脫等。我雖只快讀論文大作，收穫也良多，一方面吸收理解了一點佛理，另一方面也敬佩這位老同學對學佛求知的熱誠與執著，到了八、九十歲高齡還提著書包不辭天候風雨冷熱，與一群活力十足的年輕人一起上學聽課，找資料撰寫論文。蒼天真是不負苦心人，使他寫出一本結構嚴謹，內容精要，值得後學佛門子弟與俗人共同參考與欣賞的佛門論文。

2

人們都不喜歡親歷貧窮苦難，但都會對這種境遇給幾分同情，前臺大文學院朱炎院長寫的這篇經歷苦難的文章頗令人感動。他與我們是同時代的人，與我們系的關係還算近，與吳聰賢及廖正宏兩位老師鄰居，在他當國科會副主委時找廖老師當人文處處長，我也在系友陳兆魁先生請吃飯時與他同餐共桌過一次，也曾應他邀稿一篇美國的人口研究投刊在他主持的中研院歐美所期刊上。他與廖老師及兆魁系友都已過世多年，也令人懷念。

3

外甥寄來宋代范成大的夏日田園雜興詩一首：「晝出耘

田夜績麻，村莊兒女各當家。童孫未解供耕織，也傍桑陰學種瓜。」我回曰：「這首詩合乎農家生活，我愛，曾寫過毛筆字，掛起來自勉。」

4

在美友人寄來最新美國總統候選人民調顯示，7 月 13 日暗殺川普未遂事件並沒增加對他的支持度。我回以：「川普已當過一任，美國選民對他不陌生，支持與否已有定數。看來槍擊對他聲望的影響也不如想像之大了。」

5

友人閱讀康寧祥的回憶錄，先只讀一小段就覺得，他的成長過程就是讓他成為臺灣民族運動事業上承先啟後的天選之人。看了這讚嘆我回他：一個人會成為什麼樣的人都有跡可循，也是「可尋」的。一個承先啟後民族運動領袖的誕生，免不了是時空背景與人和眾多因素中的一個或多個促成。老康的年齡與我相同，這時代的人在小時都親歷雙重外來政權的不平等壓迫對待，他又出身艋舺這個臺灣人的祖基地，種下在威權時代從事反對運動的基因。一路走來因緣際會，遇上臺灣民族運動前輩的提攜支援，加上自己堅定的意志與努力不懈，不成氣候也難。

6

　　住高雄的系友傳來拍攝自家附近便利商店淹水，物品在水面漂浮的場景，見之除了感嘆水災之憾，也寫下了幾句感言：高雄近海，強烈颱風豪雨來襲難免淹水。我的家鄉小村落近急水溪，曾將這類水災用嚇人的醒語「近山怕崩，近溪怕淹」寫過一篇短文，刊登於故鄉的鎮（區）刊物，也收進《俗說醒語》一書中（唐山，2020年10月）。恰巧今晨讀過耀應系友的傳文，有關李鴻源教授退休時對致力治理河川水利的學術研究感言，在這颱風大水來襲時節，也算是天造地設的巧合之日。水患雖然也會發生在都市，但發生在鄉村地方的情形更普遍，災情也常更加嚴重。我們學鄉村社會學的人寫不出科學治水的功績，卻也還能寫出一點災害的社會人文觀感。附寄相關的觀察與感受一文（略），也供有心想知的人指教。

7

　　讀過朋友寄來「洪惟仁教授──咱的故事」影片及文字介紹，使我憶起一點往事。洪惟仁教授所經營的臺灣語言學這門學問，與我所學的鄉村社會學差不多一樣冷門。我在2003年7月從臺大退休時，於學生為我出版的專集《平凡與尊嚴》一書〈序言〉最後一段寫下：「我一生所熱愛關懷與經營的鄉村社會學，是一片不為人熱衷追求與標榜的園地與領域，也因為少有人熱衷追逐與標榜，與少數學術界的同好及

門生經營起來，才特別感到情誼深厚，趣味濃郁。將心力投入這種不使眾人起眼的學術領域中，感覺特別平靜與舒坦。今後我個人的心智將逐漸遠離這塊經營多年的園地，不敢奢望此一學門在未來能成為多數學人熱衷追逐的顯學，但內心則期望能有後繼的同志，樂於靜下心境，仔細用心觀察與關照這片園地的脈動，將其內部的實情加以披露，使鄉村的優美之處能為世人所欣賞，偉大之處能為世人所敬仰，深處的苦難則能為社會大眾所了解與同情，使鄉村的社會能經後輩鄉村社會學者的關懷與經營而永續長存並發展。」

8

網路上看到展示 25 種巧妙使用器物的設計，我看了之後獲得的重要感想與啟發如下：25 種器物的用法初看幾乎全是物理學的應用，只第二名較像化學性。足見人類所使用的各種器物取自物理原理的，比化學原理的似乎較為普遍，這是否也意味物理變化比化學變化相對較容易被人所見與掌握？又是否意味物理比化學對人類功用的種類較多？程度也較大？但進一步細看細想，各種展示中的器物在設計各種巧妙的用法之前，又像是都已經過化學變化的製造處理了，只是其過程沒讓我們看到而已。所以我們又不得不認為這 25 項方便人類的器物究竟是化學之功力真比不上物理？這些問題本來都不是我們學農的與學社會科學的人需要操心的，但當為使用器物者的人類，見了實景，隨意想想，應該也不為過才對。

網傳加批
2022至2024年臺灣社會景象對話錄

9

　　在網路上流傳智言慧語真不少,常是一些有智慧的退休老人創造或編改出來的,今又收到十句很能化度或造化人的智慧良言,就舉最先與最後一句略知其意。最前一句是:「人的相貌,七年一變化;人的氣色,七天一變化,人的神韻,七分鐘一變化。所以你想要變得好看,先要學得控制自己的情緒。」最後一句:「人生沒有幸福與不幸福,只有知足與不知足,溫飽無慮就是幸事,無病無災就是福澤。至於其他,有則錦上添花,無也風華依舊。」我說這十句話句句都在理,會說的人,與能懂的人也很多,做得到的人,相對就較少,也就是知行合一的較少,知易行難的較多,做不到完全也必然,盡力而為就好。

10

　　今天是巴黎奧運會開頭的一天,有人列舉這次創造 21 個奧運會史上第一。我看了之後,覺得這樣的第一次固然有幾項足可稱喜,但也有些項目免不了會讓國際間不滿其草率,準備不足,以及太小氣。

11

　　臺北在上個月舉辦國際電腦展,吸引世界著名業者前來參加考察,其中三位旅美臺僑大咖都回來了,掀起媒體追逐

與報導。三人中的黃仁勳與蘇姿丰都自小赴美，成就較非比尋常，梁見後是讀完大學當完兵後才赴美留學的，能成大功被認為較不尋常，更加引起媒體好奇與追問，《商業周刊》費了許多功夫專訪梁見後。我讀過專訪文章後覺得啟示很大的，就在於偏鄉山村中的一個窮小孩也能成為聞名世界、美譽富有的大紅人。他成功的路程無異於一般，自小刻苦用功讀書，滿懷好奇與用心思考，再經努力創造製作，終於成為高階伺服器創業大咖。

12

網路群組傳來一篇：「孩子越出息，父母越孤獨」，是一位母親寫的信。內容吐露到美國替女兒女婿照顧外孫女及看家的苦水。如下是我讀後的一點小感言：群組的人有人已讀過，或將會閱讀這篇網路文章，這故事中的情節會發生，得回歸到一個根本問題，女兒女婿這一代對孝順的觀念是缺乏的，或遺忘了。也許要等他（她）們自己也變老了，也被下一代同樣對待時，才會有所覺醒以往對待父母的不是。有人也許會進一步理解這是美國文化中極端個人主義之弊病使然。是否為真？還得回頭看看不孝究竟是美國人的個案或通例，但好像很少——甚至沒有聽過美國人對這類事件的討論，或提供調查資料。總結一句，遇到這類被年輕兒女如此不體貼對待的老人很不幸，也正如寫這故事的老婦人，心裡一定很不是滋味，怎麼辦？學她的親家公親家母，把幫忙兒子媳婦帶孫女看家的事丟還給兒媳，或是自己再繼續忍受自

己的不忍心？看來相關的這三位老人到更年老了，自己也要他人照顧時，要指望下一代是靠不住的。全部故事的打結與解結之點，也許就在兒子媳婦或女兒女婿這一頭了。

13

前學生目前為本系教授，榮獲本年度總統頒給十大傑出農業專家獎，全系師生給予熱烈祝賀，總統給他的讚譽是盡心盡力促進農業與農村發展，報導消息的媒體則歌頌他展現卓越的領導力與奉獻精神，我除祝賀他外，也希望他能在系所校內及社會國家都能發揮實際領導與奉獻，使能不須此獎而實至名歸，進而也補充這獎的意義與精神具有將社會科學連結生物農業與科技性，也溝通樸素農村農民與較複雜的都市社會大眾。同時也勉勵全系同學加油，沒油加水也可。另一系友說，語出幽默，問我有無著作權？是否可借用。我回以不值錢的凡人戲言，豈敢申請專利？大家哈哈一笑。

14

讀過〈峽谷裡的自由夢：扭轉「觀光偏食」太魯閣族願以文化療癒國家公園〉一文，感想不少，乃寫下如下短文：這篇是由陳德倫撰稿報導、林彥廷攝影等的一篇長文，讀完相當上了少有但重要的一堂課。一般國家公園外的人對公園範圍內的事最關心的是美景以及文化遊樂資源等，但這篇報導讓我們也看到太魯閣國家公園因開發而破壞，地震、颱風、

水害後更加劇破壞的程度，帶給當地原住民許多不便與痛苦。本來這些國家公園區都是原住民長久居住生活的地方，由國家主宰開發，重大翻轉他們的生活習慣，可能有改善，但也有不便與痛苦。在平時這些正反問題都少見有人注意與報導，外界也少關切。但當天然災害發生，當地原住民生活與命運遭遇到更重大衝擊，這些特殊區域內的多樣問題，一齊暴發，包括環境的、經濟的、社會的、文化的、教育的、政治的等等。這篇長文觸及了不少方面，有的較為詳細深入，有的點到為止，但都是當地人受到深度影響也非常關切的問題。本來國家公園都因地形地貌與天然文化資源特殊，很少有也很珍貴，因此都被政府列為特定保護區，在進步開發國家這種地區在嚴重破壞後，都曾很嚴肅提出是否應該休息？或應該自治與共治？太魯閣如今也面臨同樣的挑戰，這不僅是單純的風景區管理問題，也是國家內政的大問題，考驗政府與民間各界費神研究討論後決定了。

15

　　群組的人讀過前項原文與本人的感想後表示高見的也有幾位，都值得參考，徵詢他們不反對，經過翻譯與略為修飾，也一起收錄於此，以免遺忘：（甲）不僅國家公園百姓居住的地方被破壞後未能管理很好，一般城市或鄉間的生態環境也都已經破壞，能感覺到的人好像鳳毛麟角，使我更懷念往昔鄉居優雅的生活環境；（乙）我覺得理論上和道義上國家公園的土地，似應歸還給原住民自治管理，可

是實際上他們是否有能力管理？能管得比現在好？並不一定。印象中，臺灣是阿扁主政時開始設立原住民委員會、客家委員會和原民與客家電視臺，這或許可算給予這些族群禮遇，可是選舉時，他們多傾向國民黨。某一知名女士也被他們長期支持當選立委，等同萬年委員，卻又傾向對岸。看來今天不論哪一族群，都多少養成貪婪與為利是圖。臺灣這個島本來都屬原住民的土地，當他們要求時，是否應全歸還？或列為自治區？但這會不會因管理者與對岸共產黨勾結，引進共產勢力？或藉自治之議，共黨趁機從中煽動？不無令人擔憂。加拿大和澳洲都設有原住民自治區，我們住的加拿大這裡北方也有自治區，我住的省和住的城市內也都有劃定原住民自治區，數年前新聞報導在某些地方，政府曾和原住民酋長代表談判如何歸還和補償給原住民。臺灣若也要這樣做，會比加國的情況更加複雜；（丙）昔日主政者政策方向重北輕南，較漠視花東地區及山區交通，加上盜林濫墾濫伐嚴重，變相民宿一直以來也少受管理。政府對治理山地的預算少，政治績效不突出，長期以來在天災或重大事故發生或選舉時才多加考量，有如作秀一般。政黨之間惡鬥不斷，在這情形下，選票較少的金門、馬祖、澎湖、蘭嶼地區就像原住民地區，相對較不被重視。錢少怎能建設得好？偏遠地區弱勢依舊，不無可悲之處；（丁）前日看到台鐵因颱風災情，已打算啟動勘查新路線的計畫，擔心這項新開發會是另一破壞的開始。

16

　　老同學曾獲加國農經博士學位，長期任職加國財政部官員至退休，看到世界各國在近年來鄉村中能生產的經濟價值逐年下降，鄉村的價值不能僅以經濟價值衡量，因此問我對於鄉村社會價值定義的擬定是否應有改變？不能僅以經濟價值估算，這工作有賴鄉村社會學專家參與研究和支持？我回：答案是肯定的，我曾參加多次的美國及世界鄉村社會學會會議，看過不少參加發表的論文都被歸納成農業或農村多功能類，除此，論文題目還五花八門，都從不同社會學的角度探討鄉村的現象與問題，難免也包含或涉及鄉村的價值，所以吾兄提及鄉村社會價值的擬定定義有賴鄉村社會學專家參與和研究支持，其實已行之多時，無庸置疑，更是天經地義、理所當然。

17

　　看到屏東居民對在牡丹水庫上設立電板的抗爭，讓我感嘆臺灣土地利用會有這麼多問題，解釋與爭論的焦點很多。在水庫上建設電板會使水質產生青苔弊端的說法，或許可解讀為生物學觀的理論。另一些從施政弊端角度提出的批判，則是政治學觀的說法。我從人口學的觀點看，很根本的要害與問題是因為臺灣人口密度非尋常的高，幾乎找不到任何一塊可不或少影響人群生活與利益之地，用來蓋建電板。所以不論將電板設在哪裡，都會有民眾抗議。如此看來，臺灣要

再投資發展各種護國的「神山」，將會因電力來源困難，而難實行。解決的辦法，或許就得回到消極制約高科技（也就是高耗電產業）的發展。原本由發展高科技產業可提升國防實力的理想期望，將會面臨嚴峻的考驗與挑戰，這又很符合親者痛，仇者快的期望與目標，將奈何？有人看了我這感言之後繼說：上游能源政策一日不調整，下游光電設施盡是捉襟見肘。我覺得政策調整可能會有，雖然光電這種綠能發電已是不差的政策，批評者所謂調整應該不會是要政府調回具有毀滅性的核能政策吧？真是很費神的一個問題！

18

看過兩個短片，一為復活草的故事，另一為沒名稱的兩位活寶級女藝人的臺語表演，我也得回話給傳來短片的朋友，表示敬謝，也用心欣賞了：復活草的生命力確實令人驚豔，它的智慧不在於強大的攻擊力，能夠隱忍惡劣的乾枯條件，天敵也殺不死它，隨風而飄，等待適當環境與時機，借屍還魂，重展生命的燦爛；另一影片呈現一個時代能討人喜愛，逗人歡樂的藝人，在於她們表演的戲碼，說出的戲言，很能捉住同時代人心所喜，所慮與所怨，令人發生共鳴，而獲得掌聲與讚美。但背後的編劇更是功不可沒。

19

收到一個影片列舉說明未來 AI 可在多方面取代人力，

這些預言引發兩個疑問：一個是 AI 是否全像他的預言，對人類有益無害？另一個是如果由 AI 自己來評估它的意義與價值，對人類的影響會是如何？對於第一疑問，我認為人類為求方便，創造 AI，也必會帶來麻煩。所有影片中的預言，可能發生，也可能不會，或稍縱即逝。有些過去想像中似真似假，似有似無的妖魔鬼怪，都有可能真會出現。所有這些現在可以想到的，以及還沒想到的怪物，是否會出現，端看今後人類有無興致而定。至於第二疑問，影片什麼都沒說，但我們想也知道，AI 與 AI 不就是同類，若由自己評估自己，就像是球員兼裁判。由 AI 所評估的 AI 可想也知，都會自認是好的，替人類做好事，盡貢獻，不會有過。若使人類感到不舒服，不愉快，也都是人類自找的，與 AI 無關。所以由 AI 評估 AI 對人類的影響，一定報喜不報憂，人類難免也會過度陶醉成效，少有自覺壞處，或不在乎負面影響。

20

一篇不短的文章寫了許多作者對人生意義及如何實踐的看法。我讀後的感想是：此文的作者感受與理解人生的意義與性質也真不少。確實人吃飽也好，不吃也好，胖也好，瘦也好，只要舒服就好，就是幸福，就是好人生。我曾體會到當兵時出操累了，只求能躺在床上多休息一下，就很舒服，就是很美好的片刻，活著也就覺得有意義。

21

　　一位署名許波的記者在《自由亞洲》刊物上發表一篇中國發展電動汽車的報導，內容相當周到，有關發展此一產業的原因、產銷狀態、發展成效、國際地位、品質、未來前景等問題，都涵蓋了。今後世人等著看的，正如作者在文章開頭所言：「它會是中國稱霸世界的指標，或是另一個中國的爛尾樓？」大家拭目以待了。

22

　　贈書給愛看書的前學生，獲他回贈《其實我會怕：孤鳥鬥士蔣月惠的傳奇人生》一書，共長237頁，應有10萬字左右，我用了一天多時間從頭到尾讀完，覺得有必要寫下幾字，以為備忘。書的作者郭顯煒是政大政治研究所碩士，目前就讀政大EMBA。書中主角蔣月惠是屏東縣議員，以前曾發生口咬女警出了大新聞的人物。作者會為他寫書立傳正如在書封面上幾個廣告的用字：「她散盡家財、勤儉度日，為身心障礙者付出一切。她不畏強權、擋人財路，為弱勢者奉獻全部心力。但是，她真的不怕嗎？」最後問話的答案正是本書書名。這書中更詳細內容的要點還有幾項，都很特別，也有啟發性：第一，家中兄弟姊妹多，自小不得母親關愛，造成她對強權的不滿與反抗，也很同情與愛顧無助的身心殘障弱勢者的性格，並且一生奉獻，辦理一個殘障者收容所「羅騰園」；第二，為了維持這慈善事業的費用，靠她自己工作捐款以及

奇怪打扮在街頭拉小提琴的募款方法取得；第三，她的突兀行為先被污名化，後被有識者捧成紅人，使她走向參選縣議員成功，擴大服務人群社會的範圍與深度，包括將汙染工廠與養豬場趕出住宅社區，不無擋人財路；第四，她的一生開始是一片黑白，後來也覺自己是個好料，有如飛鷹展翅上騰，鼓勵讀者奮發。觀看蔣月惠的一生，原是沒有高學歷與高職位，外表矮小的鄉下大嬸，說她在人才濟濟的社會中，相對是位小人物，應也不為過。但她能不自私、克服層層困難、幫助弱勢，卻足比許多頭銜顯赫的大人物偉大許多，這是作者樂意為她寫書立傳的原因。也與我樂為小人物立傳的初衷不謀而合，我高興能讀此書，並特在此記下。

23

友人是環境工程專業，述說從事資源回收創造循環經濟的艱辛歷程，我回他，也給鼓勵：經濟暴發的時代，人類社會使用物資豐富，遺留的廢棄物也很多，促進循環經濟的興起與發達。這一行業的內容也包羅萬象，技術層次複雜多樣性，您等專家的參與其事，必都經過嚴格評估，慎重選擇，祝您的成功與貢獻。

24

剛讀美國佛州參議員盧比奧（Rubio）的發言，了解較多，也略有感想。Rubio 的發言已出現很久了，今天才看到中文

全文，真的很精闢，他把長時間美國所做壯大中國傷了美國自身經濟與國力的策略，說得很淋漓盡致。基本上就是過去數十年太沉迷於全球化，結果未能如預期改變中國的共產體制，朝向西方資本主義的民主體制走，反而壯大中國的經濟，削弱美國的經濟。到最近美國經濟衰退的問題表面化了，也拖垮全球的經濟，導致臺灣的股市兩天就下跌 3000 點，再下去也還不知到何時才能止跌。在中國方面，本來已被美國全球化的策略造就成世界最大生產工廠，壯大了經濟與國力，但到了晚近，太過於狂妄相信自己實力，急於與美國分庭抗禮，企圖領導全球，著迷對外一帶一路的外交軍事與經濟效果，有失對內部的踏實持續發展，整個國家的經濟與國力也不進反退，形成中美兩個強權國家的經濟兩頭燒，世界經濟也受拖累。Rubio 發表他鏗鏘有力的演講，本來很有意參與總統的選舉，終未出線，但他的言論已敲響美國人民，當然也警告了中國及全球。臺灣當為世界的一環，臺灣人也當為全世界人民的一份子，過去都已深受美國策略的影響，今後應何去何從？是否也應有較屬自己的打算與主意？國家的領導人、全國的菁英，以及國民全體，都要共同認真費神思考的時候了。

25

　　愛詩的外甥適時寄來有關立秋古詩一首，題目〈立秋〉，由宋代范成大所作，詩文為：「三伏熏蒸四大愁，暑中方信此生浮。歲華過半休惆悵，且對西風賀立秋。」

我讀後首先感悟到節氣與農業作息的基本關係。回他曰：節氣是農業社會的時間表，古人根據時間與氣候變化配合農耕作業而編製，用為播種、中耕、收割等不同農作物不同作業的適合時間依據。古人也常對每一氣節註解天氣、習俗、禁忌、諺語與養生等生活守則。古代詩人多半出自農村社會，甚至是農家，也常愛藉不同氣節表達對生活與生命的各種不同感受。每年立秋落在陽曆 8 月 8 日前後，今年正是今天。這是一年 24 氣節的第 13 個開始，具有轉換的重要意義，轉換季節由夏到秋，轉換氣候，由熱變涼，轉換大地的農作物由青澀變成金黃成熟，轉換心情由煩躁到平靜，轉換思緒由雜亂到井然有序，轉換運勢由坎坷到順利。在今天立秋日，祝各位系友、同學、好友、親戚、家人等，隨著氣節的變化接替，時來運轉，福氣滿滿，運勢都更佳。

26

在父親節我談一點比較特殊的父子相處記憶。今天是陽曆 8 月 8 日，被定為父親節，也就是爸爸節，這紀念日的選定，明顯是因為「88」二字的發音與爸爸相同的關係。這一天與 5 月第二個禮拜天的母親節同樣偉大，自大清早起祝賀的卡片或網路上賀語紛飛，家庭聚餐等活動也熱絡。互動的成員是父子或父女間，其他家庭分子也常會聚在一起。這時我也收到子女的賀語，也有不少同為父親或為人子女的朋友，藉機會互相道賀有關節日的吉利與體貼的話，大家無不感到窩心與安慰。如今我們同年紀的人父親都已不在了，但

這日子畢竟給當兒女的來懷念與感恩父親的意義，比當父親的來領受子女輩慶賀與孝敬的意義大，也引起我回憶起與父親的難忘互動，作為對這節日的紀念。我與父親較親近也較難忘的日子是在小學高年級的階段，較小時不懂事，較大時自初一開始就到城裡念書，只在這階段，早晚與父親生活一起，朝夕相處，也較懂事了，印象最深。父親認真務農，我則專心上學讀書，他很少剝奪我讀書的自由與權利，但有一事父親不得不要我陪他做，也最使我印象深刻，終生難忘。他會在風高的黑夜裡，把我從在床上睡夢中叫醒，陪他到田裡巡查灌溉水。主要工作是按照水利會配給引水灌溉的時間表，到田裡作業，時間結束把洞口堵住，以示負責。如果不去，等時間過了，給水的權利就沒了，逾時引水口不堵住，占用他人的權利，是違規。事實上父親要我和他在夜間到田裡，並沒要我工作，只是陪伴而已。即便很累很睏，但更難忘的是，夜間在路上行走很黑很暗。雖然手提小石化燈，可是光線仍很昏暗，常會遇到不明物，主要有蛇、老鼠、青蛙與蟾蜍，因為是赤腳行走，觸及到毒蛇是很危險的，確實也碰到過，至今仍然難忘。同樣專修鄉村社會學的老同事賴教授見我提到在鄉務農的腳印，也打趣回覆：「農事的辛勞在我們農村人心中，是永不退色的回憶。也是因為這些記憶，我一直都把自己定位為『臺北的鄉下人』！」我也再補充一句：「原是鄉下農人，是永不退色，也可自定位為自然厚道樸實，求得自信與自足。」

27

　　有人提到立委翁✕玲見到參加世運的臺灣隊麟洋搭配拿下羽球雙打金牌，說成是中國人的驕傲，憤怒不已。這事媒體也有報導與討論，憤慨的人還有不少，也引發一些人對國家認同的討論。我對這事的小看法是：論及族群認同應從自我認識開始，包括我是誰、從哪裡來、與他人的異同，這些認識大多數的外省族群都懂，且也很了解，但正確的認同之道，也還要看清現實所處情勢，在這方面，有些外省人的理解就較不清楚，不太能明白長時間以來，身處在臺灣，與臺灣有相連結不可分的關係，與中國隔離已近一世紀，時過境遷，這種模糊也使其有點迷糊。其實同是外省族群，認同自己在中國與臺灣之間的差異很大，可看為分別坐落在一條線上的不同位置，並非集中在兩極。翁✕玲之流是很極端的一種，與郭✕英同類，這一類可能不是絕大多數，但其存在與表現，對臺灣認同傷害極大。她只知這種表現使其優越舒暢，不知背負罪過，多少是有不明事理的糊塗。希望有日會覺醒，但也許真要經過敲動頭殼才能清醒。

28

　　八月七日剛過，熱心人士找出相關紀錄，讓我看過1959年八七水災的影片，標題「歷史的天災」，雨水之大，災情之嚴重，可謂空前，尤其以中南部地區為最。我也記起一些親歷點滴，供給想知當時情況的友人參考。這是發生在66年前

的災情，今日七、八十歲以上的老人個個都親歷其境，所留印象也許不同，但確定都很深刻，難以抹滅。當時我是大二暑假，被徵召參加大專生第一屆暑期集訓，地點在臺中縣東邊山區的車籠埔，另有一營區在附近的竹仔坑。大雨從八月六日傍晚開始，下到半夜一兩點鐘，訓練中心營房進水，當時正輪值到我站衛兵，受命叫醒睡夢中的弟兄。到天亮八月七日，雨勢不停，釀成多處大災害。營區自來水管被沖毀，阿兵哥無法洗澡，只好在黃昏時刻全體到附近溪中露天泡洗，此為親歷第一災害。第二項災害是從營區通往臺中路經的太平橋斷裂，客運車輛無法通行，此後數次週日放假外出時，都要步行，涉過溪水，到臺中約要行走一小時以上。第三災害是台鐵部分路段也被沖毀，火車不通，假日家人要來面會者，來不了，真要來，也只好步行。我一位同學事後告知，他父親愛子心切，一大早從苗栗後龍抱著一個自產的大西瓜，沿著鐵路走到臺中縣大里鄉竹仔坑營區，面會完再走回去，能不辛苦也感人？至於災害帶給農民農產物及一般人家財物或生命的損失，就不是受訓阿兵哥遭遇的不方便所能比擬的了。天災帶給人類的直接影響幾乎無一是處，若有間接正面效果，可能就是「苦其心志，勞其筋骨，餓其體膚，空乏其身，所以亂心拂性，增益其所不能」了。

29

有人傳訊一部驚險短片，兩架飛機接近地面橫跨飛過，機身差點擦撞，片上還出現「塔臺的人都睡著了嗎？」的戲

言。我看了，覺得畫面實在逼真，但驚險度太高，也難令人相信，乃回：哪裡的機場？不會是真實的吧？！較像是拍電影的。繼而有人也表示是人工製片，看過笑笑就好。我進而感言：反正，AI 無所不能，他要飛機怎麼飛怎麼走都行。看來 AI 的進步，首先將受干擾的，可能是法官與偵探，不能再隨便藉照片與影片舉證判罪與斷事了。

30

　　看到群組傳來使用 AI 技術組合六位長鬚老人合唱老父要替兒女繳付各種費用的笑料歌曲，再看過一片有關四個男生閒聊祖父翻身秘訣，我問大家較願意做父親或兒子？謝謝朱、陳兩位系友提供寶貴心得。我個人的後續心得是：當為父親或兒子，乃至祖父，對絕大部分上了年紀的男人都是避免不掉，願當何者？無可選擇。但不同人對當何者會較願意或較喜歡？存在兩極之間，差異也還會有不小。回答憂喜參半，或時而較願當父，時而較願當子，都可較少差錯。而當祖父的要翻身，無論是靠炒房地產，或買賣股票，也都各有千秋，也都可當一回事的選答。但要真能做到所選，說易是易，說難也難。實際上人生面對這類的問題，更難如願與作答的或許是，當為人子時，難盡人子之責，當為人父時，又難盡為父之道。其所以難，可能是因為力不從心，角色錯亂，或對方期望過高等等問題造成。這也考驗人人要更努力去面對與克服了。

31

看過剛剛比賽完的世運女子一千六百公尺接力賽，實在好看，我給如下的評語：千六接力賽，每人要跑四百公尺，速度與耐力都要雙強，四人實力也要平均，才易得勝。因全程夠長，前後排名變化常會很大。影片中荷蘭隊最後一棒人高馬大，後勁十足，仔細一看，連趕三人，長達十餘公尺，從第四拼進第一，實很難得。

32

看過了網軍影片，坐在電腦前的，都是很年輕的小草們，玩網路罵人能力超強，若能讓他們也轉個向，多玩一些有道德的正念，於人於己都較健康，也會有較多好處。但要能有效旋轉這一念，一些老草政治人物，或其他野心家，更必要先轉念，不要隨意發動利用小草網軍，不只說自己好話，不專說對手壞話，才行。「網軍」一詞的近似詞還真不只其一，小草好像是在臺灣專用的，別處則還有小粉紅、抖音、紅衛兵等。美加地區用什麼詞？得請教當地的朋友們了。很希望有德高望重的人能登高一呼，政治人物不再利用網軍亂罵人來達到政治目的。此類行為很傷道德，使社會沉淪，國家品格也下降。用者雖能得近利，實也有敗社會長遠利益，提倡與利用不得。

33

　　讀過明代陸容的〈送茶僧〉詩：「江南風致說僧家，石上清香竹里茶。法藏名僧知更好，香菸茶暈滿袈裟。」有感如下：僧侶甚知茶道，與其長居深山，接近茶園，日常以茶代酒，或有關係。本系友中，多位是國家級鑑賞茗品專家，身為平俗食客，三餐酒肉無忌，嗅啜感覺敏銳，比較老僧有過之無不及，擅辨竹里茶香，更是難得。

34

　　友人對當前美國的中國外交政策兩黨不一樣，存有疑惑，問我民主黨的文明對策或共和黨的適者生存思維，何者才能避免進入修昔底德陷阱？也就是古希臘城邦時代揮之不去的戰爭陷阱？我表示不諳美國政治，但看對美國兩黨的中國外交政策差異分析，給面對中共大門口的臺灣人都非常關切，民主黨的文明對待與共和黨為生存的適度對抗，是有差別，但方向大概一致。都知中國有取美國領導世界地位的野心壯志，不能輕忽視之。目前的美國政治領袖已比從前的清醒，這對臺灣再被出賣的可能性也許會輕微些，只是信人仍不如信己就是。

35

　　網路傳來兩德統一後一個東德青年因翻越柏林圍牆被

守衛士兵開槍打死，死者家人要求起訴開槍士兵，律師與民眾認為士兵盡責聽命行事，應無罪，法官卻判他有罪，因為士兵缺乏良知，他有權力把槍口抬高一公分打不準，但他卻把活生生的人打死了。我看過此一訊息，一方面佩服法官的睿智與正確判決，但也懷疑那算是什麼統一？也真奇怪，東西德統一了，柏林圍牆還要衛兵守護？記得以前曾聽過圍牆被打掉一些，不知為何至今還有衛兵打死人。在統一不久時，因臺德社會經濟協會與波昂大學有合作研究的關係，我曾到過柏林，看過圍牆，也的確看過重要關卡都有衛兵，但已過那麼久了，還有衛兵看圍墻，也真令人匪夷所思。

36

　　我文傳出後，另有一網友傳來前文所寫兩德統一後是統一前的誤寫，我感謝他認真查證與解惑。並表示從把槍口抬高一公分的網傳，可聯想到幾樣教訓：1.傳播的威力實在不小，從柏林影響到香港，後續還有類似事件，再被引用可能還會發生；2.不看個案看通例，網上的訊息正誤都有，人常有一毛病，初看到新鮮訊息，會將它當為懶人包，急忙照單全收，轉傳給朋友或熟人，所傳訊息若是假，不論起手人是存心或無意，我們經手的人都成了共犯。不一定涉有法律責任，卻都已成為良心犯；3.本訊息或故事確實太有啟發性，庭上法官以良知為判決準繩，睿智十足，值得效法。儘管在法治社會或國家，依法行事重要，但合理的人情比生硬的法規更適合當為行為規範，也是判決對錯的依據；4.這事給法

律人,包括學生、律師與法官應有高於他人的特別振憾。法律人尤其不可缺乏人文素養,也是人道的素養,否則法律人就會成為生硬的鐵桿人,也就似人而非人;5.喜愛資訊傳播或媒體資訊的現代人,要轉傳或表達訊息,也必要有如本故事中法官的良知概念,才可減少些傳播行為的錯誤與罪過。本系「生傳」的全體師生尤其更要注意不變成「死傳」者才好。以上我願與各系友共同勉勵之。

37

網路傳來彭蒙惠女士於 8 月 6 日在淡水過世的消息,享年 98 歲。我對她略有一點印象,乃記下:彭蒙惠女士是一位教過也幫助許多臺灣年輕學生改進英語文能力的美國女宣教士,她創辦的空中英語教學餘音繞樑,永遠存留在曾經每天早上六點跟她在空中學習英文學生的耳中與心中。國人感念她一生奉獻給臺灣人,她的貢獻與榮耀也給一些傷害臺灣人的臺灣人借鏡,也蒙羞。

38

回顧以前本系的要旨之一,也希望能培養出一些傑出的農會總幹事及各種服務性與企業性農村組織的領袖,在課程安排中就設定一門組織管理的選修課,我從全無經驗開始試教,累積幾年,準備講義也漸成形,退休後較有時間補充整理,於數年前先後由兩家出版社印行成《管理學概論》一書,

今有幸再經出版社向文化部提出申請補助，獲准出版有聲英文版，將校對中的前後兩次序言譯稿傳給系友們指教，彌補過去上課時內容不足的遺憾，或許也可供今日碩專班師生上課參考之用。（序略）

39

　　網路上傳出一張蔡英文前總統自提行李搭高鐵商務艙的圖片，引起一些網友的討論，要點有二：其一是看其自提行李包，認為很有民主風度，其二是認為她若不搭商務艙，改搭普通艙，人民觀感會更佳。我對退休元首的觀感是：元首是全國權力最大的第一人，退休後生活起居，一舉一動還會備受注目，是很必然。有民主素養的，會盡力回歸一般的平民。李登輝、陳水扁、蔡英文，本來都是一般臺灣老百姓起家，回歸平民，較不費力，其中陳水扁還坐過牢，比一般平民的境遇還更嚴酷。他們在回歸平民時，只是多少也都會因安全問題，而不能太隨興。馬英九就有點不同，一直都還表現要影響政局，且其企圖心與多數人民很不一樣，當然給人看來就沒想要徹底回歸平民，也因他曾享有過特權，一直未能遺忘。不是臺灣人民有偏見，實在是他個人表現給人的觀感。

40

　　論候選人與多數選民背景相同有利，如此才能互相認同

與支持。美國共和黨總統候選人川普本身是富豪，副總統候選人范斯雖是耶魯畢業，但出身並不富有，小時家庭環境差，川普找他是來平衡的。Harris（賀錦麗）本人也出自菁英家庭，找出身貧寒的華茲也是來平衡的。賴清德是礦工之子，在臺灣選民中可獲同情而加分。以前馬英九能拿高票，李登輝給他的支持效果不小，選民也不了解他，現在像他這有黨國優勢背景的，要拿高票較難了。我們這一代的人，中產階級比率不低，但來自農村背景的不少，所以像阿扁及賴清德都能選上。不過現在的年輕世代與我們的背景相差很多，生活重心都在網路上，所以當初相對較善於運用網路的柯文哲就能吃香，如果他能做得正，後勢就是他的天下。可惜他的作風不正，人氣不能持久。

41

舊識從美國傳來哥倫比亞大學教授 Jeffrey Sachs 在一論壇中發言，對美國的世界霸主地位與做法不以為然，我回話如下，敬請指教：哥大教授說得直白，美國能成世界霸主，也因條件夠，您等也是美國一員，也與有榮焉了。前看了佛羅里達州參議員的發言，美國的政要很怕這霸權被中國爭走。哪天美國真失去了霸主地位，美國人不會更高興的，所以這位哥大教授也要從另一角度慶幸美國的偉大與光榮。現在許多中國人不都正在高興看到東升西降的光榮與一帶一路的偉業嗎？

42

聽過影音雙棲的〈黃昏的故鄉〉一曲,憶起民國五十年,是我們這一年輪(cohort)的人,剛好大學畢業,臺灣的社會經濟形態還是以農村農業為主流,逐漸轉型進入進口替代工業及人口流入都市。臺大附近的羅斯福路還是碎石路,往後才逐漸鋪上柏油。新生南路中間露出一條大水溝。一些大學畢業生流行到美國留學,會講臺語、唱臺語歌的留美學生,思鄉苦悶時,最愛唱的歌曲就是這首(條)〈黃昏的故鄉〉。有人戲稱為臺灣國歌,不為當時的黨國所喜歡。政府也因擔心這首歌的歌詞會引發思鄉之情,打擊軍心,將之列為禁歌。其他被禁唱的臺語歌曲還有多條。

43

〈黃昏的故鄉〉一曲由文夏唱紅,被禁唱後,文夏與文香夫婦兩人只好轉到日本獻唱。我約在小學時,臺灣到處很容易買到臺語歌譜,包括流行歌、七字勸世歌及苦調仔等,應有盡有。家父每次到鹽水街上買賣或辦事,都會買一本歌譜回來,到我念初中階段,還很容易買到。歌本大小約普通書本的一半,薄薄的,容易放進口袋裡,隨時拿出來哼哼唱唱,學會不少。學唱過的七字仔,很押韻,反應人生百態,人情世故,唱盡悲歡離合,世態炎涼,甚是有趣,真是結合鄉土社會文化的氣味十足,使人真佩服創作者的才華。可惜這些優質的本土傳統文化產物,被社會快速變遷的風浪吹熄

了，也許也有政治因素，後來都不見了，換來的都是些吵吵鬧鬧，沒頭沒腦的時髦也亂耳的現代音樂藝術，聽起來並不悅耳，也沒多大趣味。

44

對於〈黃昏的故鄉〉，數量很多的第一代臺灣外移人民，都有很深的感念，具有代表性的感受是「『黃昏的故鄉』也是很多人的故鄉，少小離家，老大回，鄉音無改，故舊四散或凋零。探望故鄉一回，嘆一回，悠悠在心，回家之後又得離家，故鄉需要常回去探望，卻又是一個無法久住的地方。」這種感受是現階段大多數臺灣人的共同經驗，離開故鄉故土，離開樹葉卻不能完全離開樹枝，他鄉水土新鮮，也陌生。現代人又需要努力認同他鄉是故鄉，落葉也要能生根。但很多人還是很難辦到，都是因為「黃昏的故鄉」在呼喚。

45

友人看過一部述說空中危機的影片，又閱讀過日本作家遠藤周作的成名著《沉默》一書後，為事實的發展與信仰的群體決定一致的難題所困，問我這深奧問題，真難倒我，我是一個有神與無神論參半的人，平時少對宗教信仰費神，但在祭神場合與在廟裡或教堂中，也常學習與跟隨信徒，舉香拜拜或禱告。對友人所提問題，我若不無禮貌沉默，只能做常識性的回答。首先使我想起過去信神的臺灣老人常說，祭

神如神在，說成更肯定一點是——信，神就在，這或許就是解說信仰真實性與科學性一致的最根本基礎。但無神論者想法與看法會如何呢？他們不信鬼神，也許也就看不到，也想像不到鬼與神的存在。在影片的說明中把大家的表決歸究到上帝的神旨，把救他人性命看為相當於救己，歸納為信仰的理論。無神論者也許會認為挽救危急中的機長的性命，可看為是較單純的人道主義精神的發揮。沒放棄機長，以至人體未被吸進飛機的引擎，也可避免全機乘客罹難的道理，只是簡單的物理現象與效應，與信仰與神意無干。

46

一大早收到一位以為我有點誤解他是美國人的老朋友來信，辨稱他長住美國多年，主要原因是方便為女兒治病，也一直保持中華民國國籍，我向他表示敬意，並回覆一些晚近敘說的相關事如下：您居住美國那麼多年，一直保持中華民國國籍，難得，若也沒入美國籍，是有點不尋常的堅持，更令人敬佩！令女兒的病才聽到，很抱歉。我們都生於臺灣，不論國名稱為中華民國、中華民國臺灣、中華臺北，或臺灣，地域範圍就是指臺澎金馬，目前過的生活是自由民主的方式，與美國的生活方式沒大不同，這種意義對住在與生活在這塊土地上的人是最珍貴的。您也知道住這裡的人面臨自己的選擇受到威脅時，難免會痛苦與埋怨。您們住在美國的人比較幸運，不用操心這種苦惱。不知您女兒患的是什麼病？我親眼見證我高中同學的兒子在留學美國期間罹患幾乎絕望

的腦內疾病,百般折騰後回臺大醫院醫治好了,現在臺大光電學門當教授,供您參考。臺灣儘管有許多缺陷與遺憾,但畢竟是 2,300 萬人安身立命的地方,還是值得我們疼惜愛護的。

47

友人問我,兩位古希臘哲人的理論,哪位的比較接近社會事實?為何?一位是索福克里斯所說的宿命論,另一位是修昔底德的歷史重現或至少會相似再現論。我回覆對兩位古希臘哲人理論的詳細未有研究,但從表面膚淺的理解,歷史的重現或相似的再現理論會比較接近。這一理論相當於社會變遷的循環論,這理論說明社會變遷的方向是循環的,過去的會再來,再來時個人如何應對就因人而異了,有的人會善於掌握以往變遷的軌跡,可較省時省力作好應對措施,雖然不一定十分順利,至少不會有大錯。但另一些人就毫無概念,未能從過去的變遷或歷史取得經驗與教訓,處理往後的變化,就毫無頭緒,一團雜亂。所以看人間的事務,並不完全受制於先天命運的決定,有能力的人可以相當主動的適應調整,比較接近修昔底德的歷史會重現或至少會相似再現的理論,並非完全受制於命運的決定。看過朋友閱讀兩位距今約兩三千年前古人的論述,可見只要努力過,世上也就留下他的痕跡。

48

　　網路傳來在倫敦舉行的一次語言大賽，題目是「區別 complete(完整)與 finished(完蛋)的不同」，有一位 Samsundar Balgobuin 解釋:「娶對了老婆，你這一生就完整了；娶錯老婆，你這一生就完蛋了。」贏得觀眾熱烈的掌聲，並獲女王邀請在賽後共同進餐。這笑話給我們認識精通語言的趣味與幽默的重要，他的妙答，幽默十足。幽默的正面價值在於輕鬆好笑，贏得人緣，為許多人愛學。有人將學習幽默的技巧列出重要幾點，可供參考：1.概念互換；2.善於曲解他人言語；3.巧妙解釋；4.自嘲；5.以其人之道還治其人之身，更重要的是不能刻薄傷人。我們平時常可看到在舞臺上一些擅長搞笑的藝人，很能贏得觀眾的掌聲，贏得不便宜的門票收入。他們的語言水準也許不能稱為學家，但也都具有巧妙說笑能力，只差他們常會說出使人發窘，也會傷人或傷風敗俗的渾話，就不無失去幽默的意義與性質，這也是我們在學習幽默時需要留意的地方。

49

　　今天經濟部證實美商 AMD 將在臺南與高雄設立研發中心，此事意義重大，對外可提升臺灣為世界高科技發展的重鎮，對內可促進南北區域與城鄉發展的平衡。臺南與嘉義合成的平原稱為嘉南平原，原是需求農地殷切的農業發展重鎮所在地。到了 AI 時代，臺南與高雄被選為發展此項高科技

研發據點，是幸運也自然，幸運的是多處為能繁榮地方都在爭取，最後落定在此地。自然的是此地有如臺南市政府發布的各項有利條件，其中的水資源豐富，多元綠電的供應充足，都來自自然條件。還有一項不便說穿的是，AI 教主與 AMD 總裁雙雙出生於臺南的自然情緣，或許也不無關係。後天的有利條件，還有此地為密切相關半導體先進製程最密集地帶，以及能方便與當地高教校區的人才相合作，與人力訓練相配合。

50

朋友問及醫師、律師、建築師、工程師等的收入看來都不及法師，究竟是什麼因素造成？我也覺得這是必要思考找答案的問題。這也擴及有關宗教的講演布道常會擠滿許多人潮的現象包括在內，答案會很複雜，尤其是在個人的動機與認知方面。首先得排除許多只顧修行不問錢財的高僧，以及克儉刻苦一生的所有小僧尼不談，才不會冤枉他們。有本事收大錢的法師還是很多，不會只有一種，捐錢給錢的人更多更雜，所有的原因有很多，但會有幾項比較多人共同都有的，也是較重要的。第一，捐款奉獻法師表示敬神，視法師為神明的代理人，更終極目的是相信能得神明保佑。第二，因法師對信徒有恩，法師曾經施法治好病、改好運、保平安、添福壽，受惠者情理上都應給回報。信徒普遍視法師的功力有神幫助，故施惠法師，也有部分是為了敬謝神明，如何分配則尊重法師的決定。第三，經法師布道而奉獻者，常受到講

道所感動，也有可能是受迷惑的。第四，跟隨他人行為的，看他人奉獻給錢，自己也給。第五，給較大筆錢的企業家或富人，有的是為能免稅、減稅或避稅的。認為錢給法師或宗教團體，可用於從事社會服務，造福弱勢族群，比向政府繳稅，若不當亂用，甚至被貪污掉，就更有意義。其他也因族繁，不及備載。至於社會總體性的原因，也有多項，可分成：1.社會條件的，當今臺灣社會富裕了，許多人有餘錢，可捐獻出去了。2.社會心理不平安，擔心戰亂災變，捐款給神明當成做功德，求能在亂世亂局中，能因好心有好報，而獲得平安。3.社會風氣的，有不少名氣大的宗教團體與法師，把接受奉獻，收錢營造創造服務社會的名堂，蔚然成風，互相模仿，也較勁，越演越烈。4.享有社會地位與名譽，有些宗教團體學習也仿效一般世俗的民眾團體如獅子會或青商會等，設立階級，享有不同的地位名譽與權利，常以捐款奉獻金額多少而分級，而定高低。5.宗教團體與宗教事業從國家的法制政府的規定中享有特別待遇，包括免稅減稅，形同變相鼓勵宗教界及其代理人法師等，當中非行傳統單純淡薄的修行路線者，則效法摩登社會團體，經營服務事業，實以營利為目標的商業企業，也經募款收錢累積經營資本，甚至利潤。總合觀之，今日社會多元複雜，社會分工細密，名分職位繁多，法師是其中很特殊的一項，這項職位者所做所為也很廣泛與多元，從隱居深山、只顧修行、不食人間煙火，到活躍於市井中、收集信徒捐助奉獻巨額錢財、蓋大廟、組設大組織、辦理世俗性大事，應有盡有，也見怪不怪了。

51

經科學途徑可促成社會共識目標？經友人媒介，某精神醫學科名教授看過本人寫「法師為何比許多專業人士有更高收入」的短文後，除了評為很好分析，條理清晰，頗能充分顯示臺灣社會的高度複雜性，以及展露臺灣社會文化的深度與廣度及其多元性。進而也說出幾句很切合時弊的感言：臺灣社會科學元素虛弱，論說多元，不易共識，難有團結。後面這簡要幾句似乎也將目前社會最需要的共識目標寄望在強化科學途徑上。要能使這寄望實現，中間有幾項細緻的問題，需要臺灣的智者們共同思考如何破解了？1.相信科學是整合歧見最好的途徑是否都能被全民，至少是多數人接受？令我擔心的是還有許多人對科學不知，也就不信，怎麼辦？教育來得及嗎？2.有科學概念的人對較少有主觀介入必要的事件，可較容易收斂自己的成見，信服科學，但對需要較多主觀介入的事件，大家對科學的解讀就會有很大的差別意見。今日會有科學見解差異的最重大因素，明顯就在政治層面上，可以改善嗎？要改善如何做到？鑒於政治是感性與理性的複合體，是否也可用科學方法來衡量與決定政治認同的共識？而這類的衡量與決定又應如何特別來做？3.再仔細剖析眾人對科學為何還會有不同的解讀或選擇？一來或許應歸咎於科學性質本身，深藏著太多的未知性，所以也才會有人不斷發現發明科學新知而獲獎。二來在不同領域的人，接受的科學概念不同，選擇自己論述或信服的是非對錯科學依據也就不同，何況有太多人腦中根本無科學這號東西，社會上的

共識也就會很難達成，這些問題又應如何破解？4.畢竟社會分子或國民的共識是非有不行，缺乏了社會必會混亂，但要能共識困難，故也不能太樂觀。謀求之道，是否能經由妥協選擇，而選擇點就在於極端放任與極端控制間，應訂在何處？過去國民黨長年的選擇點接近共產黨極端高壓手段的點上，但這使臺灣人民曾經痛苦過，因而爭取拋棄。現在卻又面臨共識難得的困境，用高壓又有違過去一路努力奮鬥爭取得來的成果。但完全放任時，想用科學求得共識的機會可能一點都沒有，怎麼辦？5.可能的結論是否為：在達成共識有難之前，先求得較合理，能被接受的科學與能忍受的理想融合體的共識策略與方法？也看能否藉此求得達到不盡完美的共識了？

52

　　謝謝群組系友張汝翼先生今晨寄來張作錦先生在 2021 年寫報導俞大維國防部長的長文，讀完時間是 05：10，特別有感，因為俞大維的故居就在我居所窗口對面，打開窗戶從樓上望下，整個房舍及庭院一覽無遺。雖然張文感嘆由於去中國化，臺灣的一般年輕人對他可能都陌生了，但在此我特別要提一下，並非全然。這一代在臺灣的年輕人也努力感念他對國家國防的傑出貢獻，與一身清白和「一生不做不近人情之事」的平常但也偉大的人格，將他住過的故居努力爭取當成重要文化遺產維護下來，給後人永遠追念，並未將他遺忘。我慶幸拜讀此文，也才能較深刻了解此屋值得保留成文

化遺產的價值，都因主人重要之故。至於對撰寫此文的作者張作錦先生，我也特別有感，是因聯想到早年曾經投稿《聯合報》與他照面過一次。時間在 1972 年，臺灣社會初進工業化，農業農村破敗，經熱心記者連續追蹤報導，時任行政院長的蔣經國認為事態嚴重，宣布政府提供二十億農村建設專款，並在報上刊載用於農村建設的九大方案，我時為一個剛從講師升等副教授的小教員，乃針對方案內容撰寫一文「二十億農村建設專款如何使農民受益最大」投稿《聯合報》，不久該報大記者張作錦先生找到我的寒舍，說明報社願意刊登，唯「如何使農民受益最大」文字較敏感，問我是否同意更改成「如何運用」的中性用詞。我感受他態度誠懇，內容無改，互相尊重，無不同意理由。刊登後在系館巧遇受教過的王友釗老師，要另找時間與我坐下談一談，我猜想該方案是他或手下擬定的，當時他任農發會秘書長。後來並沒有談，其實也不用再多談。憶起此事也深感那時候媒體現象與今日的網路傳訊相當不同。

53

看法國的米勒，憑著他農民背景，能用他的妙筆畫出千古不朽的〈拾穗〉及〈晚禱〉等名畫，美國的賽珍珠，憑著她旅華的機緣，以及敏銳的感悟力，也能用她的妙筆，寫出獲得諾貝爾文學獎的小說《大地》，以及後繼的《龍種》。我們曾受正宗鄉村社會學訓練，又自小在農村長大，在農田裡打滾過的人，若寫不出一點留得下來給後人愛看留念的文

字，也真愧對一生了。

54

　　看臺灣早年類似〈拾穗〉的實情，可看出各種農產品收成時都有拾遺者，田主人多少都懷著同情憐憫心情，讓拾穗者下田，甚至會贈送一些給他們。撿拾項目除稻穗，較常見的還包括蕃薯、甘蔗嫩葉，花生、蔥蒜等應有盡有，沒種的人都可經由拾遺而分享到一些。

55

　　思及臺灣拾穗者的情況，可看出有兩種人，一種是田主自家人，常是小孩，因大人要做更繁重的農活，另一種是無田產的更窮人。拾穗都因愛惜米糧，在歐洲撿拾的可能是麥穗。據說米勒畫〈拾穗〉的靈感來自愛爾蘭的糧食農產收成不好，可能是小麥或馬鈴薯，但應也非一時的靈感，而是自小見慣的景象。誰知盤中飧，粒粒皆辛苦！富人，乃至富裕時代的一般人，誰會特別珍惜一根稻穗、麥穗或一顆馬鈴薯，而去撿拾它？但看天災或戰爭時，饑荒的災民樹皮野草都會啃下去，能不拾穗嗎？臺灣的糧食自給率在幾年前已低至31%，現在恐怕更低了，能保證永遠都沒有糧食危機？已過世友人陳希煌學長擔任農委會主委及雜糧基金會董事長時，經常念茲在茲，「糧食即國安」，我也在旁替他打氣加油。眼前欣賞米勒名畫，思及實際問題，也不能不為今日國家國人

都重高科技產業發展，少提或不太在乎糧食農業，也不無有點粗心大意。

56

朋友看我對臺灣的糧食自給率低有點疑慮，問我是否憂心臺灣會米糧不足？我回：目前憂心米糧不足，一定會被指為杞人憂天，庸人自擾，但並不保證永遠無憂，會不足最可能發生在天災地變及戰爭之時。天佑臺灣，很久未發生大饑荒，但短時間缺乏特定食物，還是有所見，不久以前的缺乏雞蛋，近一兩週內缺乏蔬菜，都因短期供應失調。回憶兒時，二次大戰期間，糧食普遍不足，造成人民營養不良，我們這一世代的人普遍比今日的年輕人一代，身高一般都矮很多，無非營養不足因素造成。

57

看過在動物園中拍攝的自然生態影片，知虎頭蜂吸取果汁或樹液維生，取花草樹葉泥土築巢，蜂鷹啄蜂巢吃蜂蟲，不知會吃蜂鷹的，又是何物？不同物種或同物種會相互扶助，但相剋相殺的好像更多。同種的人類，也相殺不停，殺戮起來更為凶狠，不僅使出原有的本能力量，還不斷研發高於本能千萬倍威力的戰鬥武器，互相殺害，不僅殺傷少數個體，而是眾多群體。這樣看，人比其他生物文明？或較野蠻？

58

　　今天週末，晨間喜接大學同學黃昭睿兄來電，自學生時代至今已過一甲子，都未有他訊息，也與其他多數同窗一樣，因為各奔東西，無機會再見面，今日難得話東說西，時間不短，彼此增加認識很多。憶起在校時，昭睿兄自初一進來就是我們班第一名，維持常勝將軍至高三畢業。今忽聞他自述，印象最深刻有兩事，也分享其他同窗好友。第一、他謙虛自認智商不高，平時並不認真讀書，但到考試自然就會，驚人也奇怪，真希望我也能有這份特異功能。他信服是祖先行善積蔭德的庇佑，這更令我羨慕他有好祖先。第二、最讓我敬佩的是他行醫體諒窮人患者，收費低廉，自賺的財富極少，算是自古少有懸壺濟世的仁醫之一，看來他自己行善積德更多，為我少年同窗，實予我有榮焉。想及大家都已垂垂老矣，來日多少不知，難得互相暢所欲言，期望能有機會再相見，也在此空中互道保重。

59

　　喜雙逢：繼與昭睿兄在手機上暢聊之後，再與久別未見的老同學蔡明彬兄在手機 LINE 上喜相逢，並互相以文字也暢言一番。我們都分開太久了，真高興大家能再互通聲息。以下是我先發給明彬兄有關過去六十多年自己行蹤的大概，作為啟動與老同學對話的開始：我記得約在 1975 或 1976 年，我再去美國當老學生，到聖路易參加完會議回布朗大學途

中，在匹茲堡小停，無意中在當地友人通訊錄上看到您（明彬兄）的電話，那時猜想人應在那附近，借友人的電話打通。現在知道您們大夥兒都在洛杉磯了，洛城是臺灣人在美國的第一大他鄉，也是第二故鄉。您還有再看病人嗎？同在洛城的昭博兄說他偶爾還在他兒子的診所幫忙，近些時他回臺灣兩三次，都短暫見過面，身體還很健朗，您應該也還很勇健吧。在臺灣幾位老同學有的走了，不見了，看看來這世間一趟，已接近尾聲。聽聞還在老同學故友的聲音訊息，倍感珍貴。我自到臺大讀農業經濟系畢業，轉學鄉村社會學，再涉及社會學、人口學與農業推廣學等方面的研究與教學。在學校教書做研究，不得不寫寫文章，先是用筆寫，後來也敲打電腦。65 歲臺大退休後，再到新設立在霧峰的亞洲大學當了 5 年專任及幾年的兼任教職，退下後專職照顧失智的老婆，每天學當女傭，燒飯洗衣買菜煮菜，其餘時間隨興寫些文字，匯集成書送朋友、學生並留作紀念，無意中也印製五十本出頭。日子就這樣過，算忙不很忙，算閒也不很閒，只是少能走遠，自父母不在後鹽水鄉下老家也少回去了。年輕時在美國念書花兩年在 Minneapolis, Minnesota，三年半在 Providence, Rhode Island，沒時間玩。後來藉開會研究之便，再回到美國幾次，看過在讀書期間未能造訪的幾個都市，到 East-West Center in Hawaii 客座研究一年，造訪過史丹福大學胡佛研究所、舊金山、洛杉磯、華盛頓 DC、邁阿密、聖路易、芝加哥、路易斯威爾等幾個大城市，去過歐洲的德、意、法、羅馬尼亞及挪威，非洲的埃及開羅，鄰近亞洲的中、日、韓、印尼、菲律賓與泰國，澳洲墨爾本及加拿大等地。

到這些地方開會研究不用讀書，能旅遊，較有趣，以上就是我這一生路程的大概。接著很感謝明彬兄也告知自離開臺灣後到美國賓州完成受訓，行醫工作，後轉到加州及到處旅遊的概況。

60

看過朋友轉來一部介紹日據時代名為「臺北高等學校」的老影片，學校培養可以直接進入帝國大學就讀的青年菁英，規矩與校風非常特別，給學生非常自由自主與特權，畢業後可自由選擇進入任何一所日本國立大學，這明顯以培養國家菁英領袖為目標的教育設計，這所高等學校的學生各個能力超強，但傲氣十足。看後我能大概知道這不是大學，也不像一般中學，是介於中學與大學之間的一所特別學校，在我認識的人從這所學校出來的除了李登輝，還有辜寬敏，果然都是菁英。朋友告訴我還有一位曾進入東京帝大，留學英國，回國後任臺灣神學院級臺南神學院院長，並榮任基督教長老教會世界總會會長。他是彰化人，對臺灣的最大的貢獻是被認定「奠基臺灣處境化神學教育」。

61

讀完一本傳記的後記：這幾天我把一本曾只讀一部分的書，再把它讀完，並寫下一些紀錄，備為不使遺忘，也加深一點點理解。這本書的書名是《一個堅持和無數巧合的人

生》，是吳澧培資政的自傳。書中的主人被尊為臺獨大老之一，臺灣的人普遍都知。這書與其他多本臺灣的著名事業經營管理者的傳記共十餘冊，是我從舊書店一次買回來的，為的是要撰寫一本臺灣事業經營管理實務的專書，當為基本材料。買書後先只讀有關他經營管理事業的部分，其他部分暫時尚未讀完。吳先生主要的經營管理事業是銀行業，我已將他在這方面的卓越經營管理實績寫成一文，刊登於 2024 年 7 月印行的《信用合作季刊》。近日較有時間將尚未讀完的前後部分讀完，並寫下這紀錄，目的除了備忘，也擬供給尚未讀過的朋友們對其人其事略為多知一些。若有人想再多了解，可找出原書閱讀更多。全書長 477 頁，共含六大部分，可合併成三大階段。首先是自小到 36 歲赴美留學前的階段。其次是在美國求學、就業謀生的人生精華階段。最後是於晚年回臺灣定居的階段。在最初階段他自稱在逆境中成長，家庭由地主沒落後變窮，家人叛逆政治權威的性格，都因政治因素形成。重要者有二哥自高中一年級時被指為政治犯，坐牢 11 年，腳被打成瘸子。自己從就讀臺大經濟系就愛談論政治，並實際圖謀以革命方式打倒國民黨政權，面臨被逮入獄的危險，乃慌張中出國留學，逃離險境。第二階段寫些在美國求學時最初艱辛，因努力變為順利，後以其在阿拉斯加及洛杉磯成功經營銀行，贏得傑出殊榮。並且述及他加入臺獨聯盟，熱心參與及推動有關解救臺灣的政治運動及公眾事務的經過，免不了寫與在美國臺灣人同志往來的種種經歷與感觸，以及結交美國政要，保護臺灣命運。第三階段寫年老退休後，臺灣政治民主化，返臺定居的事。仍熱衷政治事務，並被尊

崇政治地位，更廣泛接觸本土的許多檯面上的政治人物，這些人物都是家喻戶曉者。讀此傳記中的記述，可使大家對他們有更明白更深入的認識與了解。

　　書的性質有很多種，閱讀的目的與功用也有多種不同。讀傳記與讀教科書或遊記的旨趣不太一樣，除能與教科書一樣可長知識，與遊記一樣可獲趣味，還可更進一層觀察與知覺主人如何做人做事。本傳記涉及的內容最多與政治有關，讀者會因政治認同與立場不同而有不同感受，但從書中可讀出其做人誠信勇敢義氣，做事如他自己所說快狠準，不是人人都能具有。這是一本由自己撰寫的傳記，與其他許多代筆的名人傳記不同，可讀出本尊的筆力很美好。

62

　　讀完《山川無聲》一書。我有感人生短暫，太多好書還未讀，近兩三天再讀《山川無聲》一書，此書是鄉親吳豐山前監察委員所寫，是文集性質，共含一百篇，長達412頁。吳監委，也曾是行政院政務委員，國民代表，公視董事長，《自立晚報》社長，臺北市及臺灣吳姓宗親會理事長或會長，吳尊賢基金會董事等職。我愛讀他的文章與書籍，因為寫得好，立論公正，見解獨到，詞藻優美。作者自少年才氣橫溢，能寫好文章，也因讀書量多，又好思辨。我與他相識甚早，自他還是研究生兼《自立晚報》記者時，當時我在臺大當小講師，因讀他在《自立晚報》上連載今日臺灣農村的巡迴報導而認識。過去與他往來並不緊密，但也有過幾次難忘的交會，

從他接受了《自立晚報》特約撰述聘書,他代表吳三連國之大老相邀觀賞臺南故都影片、獲《自立晚報》捐助我負責時的臺灣社會學社、受邀參與《自立晚報》主持撰寫臺灣史農業史部分、經他介紹曾為他報社一位已過世同仁遺留的一本農業專書寫了一篇推薦序,以及相互贈書等。吳先生主修政治學與新聞學,一生從事的工作也為新聞與政治。因為出生臺南縣的將軍鄉小農村,深知也同情農民生活的辛苦,替臺灣農民說不少好話,使政治上調整一些對農民的照顧,這一點與我的志向相當謀合。但他才華優異,受到社會及國家重用,擔任許多要職,是我所不及的。我讀完《山川無聲》這書,在此給好友們略作介紹,用意在好書能給大家共欣賞,也自信若朋友們進而去閱讀此書,必會讚賞與受益。這書匯集文章一百篇,共含五大部分:沉思篇、樂活篇、回首篇、感時篇與讀書篇。這一百篇文章可說篇篇精彩,沉思篇共三十篇,都是對社會觀察及生活哲學的沉思錄。十七篇樂活篇,都是生活上的記趣。十二篇回首篇則是對難忘的人物及事務的記述或紀念,包括對故鄉、母親、女兒、吳尊賢基金會及吳三連先生等。二十六篇感時篇,則是對時下政治及社會事件的看法或感想,其中一篇題為「解決臺灣三農問題唯賴二次土改」,曾經發表在《自由時報》上,我也在該報上與他對話過。最後十五篇讀書篇,都是讀書報告,多篇都有關善書的,大概因為他工作基金會的書櫃裡存放許多善書。最後的一篇寫《三國演義》中的造句精華。在閱讀此書時我正在看三國的連續劇,正好可印證書中介紹的精華造句。這些文章大部分曾在報章雜誌發表過,故特註明非賣品,應是只送

人的。

63

學而不思則罔，思而不學則殆：《論語》的這句名言給學習者基本原則。要使學習有效，非學與思並行不可。在此先不談兩人以上團體的學與思，僅從個人單獨的學與思說起。個人學的方法有多種，重要者包括閱讀、聽講與實驗。思則只一項，用大腦思想、思考或思辨，想、考與辨的字眼不同，意思大同小異，都要用腦，從大腦深處想及所學的種種相關問題，有時需要作各種考慮或分辨。在學的各種方法中，以閱讀各種知識或訊息最為平常，也最多人使用。而閱讀的媒介物，從歷史上最先用的竹簡到使用很久很廣的紙本，再到晚近又已漸漸換上電子版面。被讀的目的物則有文章、書籍與圖表等不同形態，其中書本或文章最為平常。兩者差別在篇幅或長度，通常書本比文章長很多。往下我就以閱讀書本作為學習的主要方法，說明幾點個人的重要心得。再談思的經驗與心得，與大家共同切磋。可供我們學習的知識或智慧很多，都記載在書本上，我們要學習，首先就遇到是，讀些什書或文章較好？如果我們能夠充分選擇最有用最有興趣的書最好不過，兩者可能一致，也可能不同，就必要先作選擇。也就要從多中選少，或從無中找有，或少中再多增加。選書通常自己作，也常會由他人介紹或推薦。考慮用途或興趣之後，得到書就可進行閱讀，接下有幾個需要考慮的相關問題是，要快速略讀，或慢慢細讀並作筆記，都要選

擇後決定。接下談談思的過程或方法，思的要義是，思及書中的要義或應用，甚至進一步思及根據讀後心得寫成屬於自己的作品。心得的內容相當寬廣，從書內容對錯好壞的評述，寫作技巧的欣賞，啟示與影響等，都值得記下幾筆。做完這階段，則學與思兩者都能兼顧了，但往後還有無限改進空間是，不斷磨練讀後思慮與寫作能力，使寫出的作品能夠精益求精。

64

一些傾向批判性的學者常用批判看人與事物，認為這是尋求前進的必要做法，但也可能因此得罪許多人，傷及或斷送在事業上晉升的機會，要改變也沒太大辦法，這種習慣有點七分天註定。仔細的想，批判確可促成進步沒錯，但也容易得罪人，要批判又要能不得罪人，很難，事實上批判的習慣也就成為個人的特質。批判是一種價值，曾被推崇過，但這與刻薄僅一線之隔，同樣的，厚道與鄉愿也只一線之隔。如何拿捏，很不容易，堅持自己的批判，常會吃虧，但比變形蟲可敬。批判過頭，失之嚴苛，招來討人厭的後果，也只好自己消受下去了。

65

工業化都市化的農業推廣教育革新：如今臺灣社會已進入高度的工業化與都市化，農業推廣教育內容勢必面臨許多

挑戰，挑戰去做適當的應對，提升其意義與價值。適應的方向莫非要針對在工業化與都市化過程中，隨農業環境與條件的改變而調整。舉出幾項合理也必要的調適方向，供所有農業推廣工作同仁與其他人參考與切磋。1.號召勞工與市民參與農業勞動；2.廣延拓寬教育對象；3.擴增教育目標範圍與內涵；4.提升農村地區的農業推廣教育方法與技巧；5.由再加強農業推廣人員訓練達成使命。

66

與友人談出書：我已將一年多以來回 LINE 的文字集成一冊，且被出版商認可願意出版，我同意書成後購買六十本送人。感謝您，其中行文最多是回應您來文的激勵而寫，我原本沒想到能出版，也只是如您所說，用腦思考回話以避免痴呆而已。我知商人在商言商，一般投遞書稿與出版商交涉時，常會推三阻四，說景氣不好，愛莫能助之類的回話，不無挫折感。我與這家較熟出版商已有幾次交手，也許看到幫我出版的書，賣得還可以，才較積極接受。這本新簽約的書暫定名「網傳加批」，是乘他們將出版我的三本中文書獲文化部贊助譯成英文有聲書後，我才送給他們審查的，獲准也很感鼓勵。書的內容雖是日常生活感言，但我在序言上把這些在網路上的對話定位較高，有如古希臘哲人蘇格拉底與柏拉圖等與其同時代人的對話視同哲理的淬鍊。這些淬鍊能印行出版，是無心插柳，柳成蔭。本來也因年事已高，不想再寫，但反正接到來信總是要回。就把所回寫的文字匯集起來，積

少成多，也就成書。雖要倒貼一些小錢買回些許，但能出版也可不白費氣力。話說隨文化部贊助中文書英譯後，見國科會好像也開始讓人申請補助在國外出版英文書。我編輯四大本已在期刊上刊登過的英文論文，雖有意將之出版成書，但見國科會的規定要在國外出版，且我已退休，缺乏申請窗口，也就作罷。近期政府相關部門開始重視出版英文書籍，可能與推動臺灣的國際能見度有關，是否也因賴總統自行政院長任內就重視中英雙語教學有關？不得而知，不過國際能見度透過英文的傳達，確是有效途徑。中國莫言的小說也因有英譯本，才能在國際上被認可，獲得諾貝爾獎。但晚近臺灣學術界把學者的研究逼上一定要與 SCI（科學引文索引）及 SSCI（社會科學引文索引）連結，會不無挫傷創造力的反效果。

67

朋友半開玩笑，那麼老了何必再認真寫作，我回以幾點想法，一來因生活條件的特殊限制與調適，二因過去師長也像早時的師傅的示範與無聲鞭策，三對過去不夠用功的悔悟與彌補。至於為何著力在網路回文上，當初我也只試試，也因看到許多網傳都照轉或言不及義，有點不太以為然，才考慮較用心回應。

68

要讀好書：常聽說過開卷有益，雖然沒錯，但有些書花

了許多時間閱讀，益處並不多，尤其是一些寫與我們距離很遙遠地方的事，與我們並不相干，文字又是生硬的翻譯書，更會讀不下去。回過頭從書櫃中抽出一本紙張已變黃了，書皮也有點破損了的書，名稱是《勉齋文集》，楊懋春教授著，封面的字是趙葆全題的，看也知道，一定是作者的好友，當時是交通銀行董事長。這書是民國52年5月初版，楊老師在序言中提到系裡劉清榕老師幫忙校對過。我在當助教時獲楊老師贈送這書，曾閱讀過，因厚達606頁，長66萬字，當時沒讀完。今日再找出來翻翻，畢竟與剛才丟下的生硬翻譯書不同，有滋味多了。抄幾句他對領袖人才的說法：「根據讀歷史的心得，我覺得這些人的造詣都是從讀聖賢書、與人講學論道、對天地間人心事物之觀察探求、靜思默想、身體力行等工夫培植起來的。」全書66萬字78篇文章，他謙虛說：「夠不上鴻文或大作，但自信每一篇都有自己的真誠感情，確定信念，與活的經驗在其中。未曾在文章中跟人學語，或人云亦云。也未曾東抄西襲，不知道自己所寫的是什麼。都是要用力的寫，或苦口婆心的寫。」系友們讀過此書的，我想都會同受感動，也會被吸引。

69

　　敬覆傳來一篇題為「終有一天你會明白」的妙文：從莎士比亞，到林語堂，到這一位寫「終有一天你會明白」的作者，都是天才，都是智者，都能深知生命的意義與性質，也都知道日子應該怎麼過的人。但世界上芸芸眾生，不知道的，辦不到像他們的平凡人、劣庸人更多，有待智者來教，善者

來助，勇者來救。我們自己只能當被教、被助、被救的人？或也是能教、能助、能救他人的人？

70

對朋友們有關幾點政治情勢討論的感想：美國與臺灣都有不少政治瞌睡者及假睡者，有的是假睡獲得政治利益，有的是為能清淨，也有是為避免政治災難的。不論瞌睡或假睡原因為何，都似是而非，也似非而是，端看有無政治良心而已。又剛崛起的大國愛用全力拉攏小國，結合成新陣容與舊強國對抗，這是當前中共用力的重要策略，也考驗其道德是否足可服人？威力終究是否也可儷人了？

71

看過「無根之痛」的短片：這一影片坦誠指出中國各行業的發展都只為能炒短線的近利，未能掌握根本的核心關鍵技術，這些關鍵技術都掌握在美國人的手裡，故常被掐著脖子。這是看過有關過去中國走向強大的缺陷作最誠實的檢討，也足可為兩岸的領導者與百姓共同警惕與導正。長期歷史上中國社會的智識發展一向重人文輕科學，導致到滿清末年國力衰疲、列強入侵、戰禍連連、屢戰屢敗，賠款割地經常發生。十九世紀末中日戰爭結束，訂立《馬關條約》，自此臺灣與中國分開五十年。辛亥革命時期，及民國初成，有實力的軍閥紛紛割地自肥，也無人想及在科學上紮根，富強國

家。直到國民革命軍北伐成功，國家統一不久，又再陷入國共內戰，連續又捲入世界大戰，這期間臺灣在日本人手下，與中國內部紛紛擾擾少有相干，有之只是臺灣人去充當日本兵，被派到中國參戰。直到二戰結束，聯軍將臺灣歸給中國，兩岸合併，但只短暫五年，國軍在國共內戰失利後，自1949年由大陸撤退來臺，兩岸分治至今。回顧過去70餘年，兩岸仍忙不完互相敵視，忙碌與花費在打仗上不少於科學與經濟發展。過去兩岸在科學與經濟發展上，同樣面臨人力與物力的限制，伸展的力道有限。在科學上起步工作由少數幾位早年留學歐美的先進回國帶領下，成果是有但不是很大，在中國方面較耳熟能詳的科學家有吳健雄、錢學深、楊振寧、李政道、丁肇中等。在臺灣方面有吳大猷、俞大維、李遠哲、翁啟惠、朱經武、何大一等，加上張忠謀、曹興誠等等半導體創業者，以及諸多經濟與企業規劃與經營專才的努力，在科技上紮根開花的成效沒輸幅員與人口龐大的中國。有感於要使國富民強，科學的紮根工作確實很重要，通常有必要從科學教育做起，再能有實業的實際應用操作，就能見有成效。國家發展的大計，常被操控在最高領袖手中，依對岸的政治體制，政治最高領袖的角色尤其關鍵，國家發展未能先植根就好大喜功，想要推進世界最強盛國家之列，也不無疑問，當然能夠成功最好，但任何成事都必要按部就班，科技產業要能發展，都要從科學知識紮根做起，應為治國者與全國民知覺與重視。

72

　　週日清早一覺醒來，照往例收到幾幅問候早安的圖片，但也另加兩則需要小為用腦回覆者，一是在這秋季，有人向蒼天共提八項「秋之最」的問答。從表示最忙的多事之秋，到視力最好，可明察秋毫。我總和簡答：秋天使大地上萬物及人類成熟，感悟也最多。另一長文論及美國管制半導體設備，但對中國依賴仍在持續，對華出口不受限制的非尖端產品不減反增，銷售比例達四成之多。我有感中國憑藉著它人口多、市場大，使許多生產國家對它產生依賴。本來依賴理論因中南美洲的學者研究歐美等帝國主義國家對拉丁美洲國家的天然資源依賴與獵取而起，看來對這理論的闡釋要取更廣更大的視角了。

73

　　日前到舊書店買書：近時正在閱讀康寧祥贈書的朋友常會提到老康在臺灣民主運動過程中的努力，也激起我對這位與我同年齡聞名政治人物傳記的興趣，也想買一本來讀一讀。過去對這位臺灣民主運動要角的認識與了解主要都從報章雜誌得知，也曾聽過他幾次競選時的演說，並與朋友受他招待過一次飯局，對他雖非陌生，但認識不多，知道有自傳可讀，要多認識了解較快。為找這本自傳，前日抽空到臺大校門口兩家雅舍舊書店巡禮一番，恰巧店主張先生在老店看守，我對其經營這種嘉惠愛書人的文化工作表示敬意，他也

談些曾到他書點走訪過幾位聞人雅士的趣聞，添加幾分與書相關的雅興。經他查閱記錄資料，我要找的書已賣出，我順手買到現有的三本：《人間逆旅：吳豐山回憶錄》、《針砭：瞿海源評論集》、《林肯大傳》。先選這三本書，因前兩本的作者都是舊識，寫的文字都值一讀，剛讀完吳豐山的《山川無聲》，預料讀其回憶錄，必能知悉更多他本人及其他時人時事。這本回憶錄寫他一生以良心辦報、主持公視、客卿政委、擔任御史，受美國國務院邀請赴美參訪數週，回程也乘機周遊世界，認識世界之大。他一生幸遇長輩宗親與政界友人信任，以無黨籍身分自威權時代受委重任，不卑不亢為人做事，成功達成使命，對臺灣貢獻良多，誠然不易。讓他也深感生命渺小無常，也知平衡、實力與寸進的意義與重要。瞿海源教授與我曾一起負責服務過臺灣社會學社，他這本書的一些宏論我還未讀過，與《林肯大傳》一書都將是接下要閱讀的目標。

74

一位平時很愛說笑的比我年輕一點的朋友笑我，看的書都是早期的、過時的，已經是歷史，應該也要看近代的、現代的書，要跟時代走在一起。手機上有很多現代的東西，看不完。我想也是，但過時歷史書的好處是，都寫實在發生的，可以查證，太現代的東西，希奇有加，實在常有不足，很多假訊息，會騙人，我若還是小草，被騙也很習慣，有機會把別人騙回來補，但老人經不起騙，不愛受騙，也不愛騙別人，

只好讀已經發生的，可對證的。回應我以上感言的年輕朋友有幾位，都說讀手機好處多多，我以打油詩一首自嘲：「能利用網資很好，被網資利用不好，很多人會用多用，但常常用不很好。谷歌藏資最豐富，問它流行或古訓，無一讓你不滿意，當心罵名揮不去。」

75

網路傳來德國法蘭克福常有一隻白色駿馬在街上溜搭，旁白說明因主人已無氣力陪牠散步，才讓牠常自行在街上行走已經十八年，身上掛著一張紅牌寫著不是離家出走，而是在散步，並留有主人的連絡電話，見到的人常會給牠蘋果吃。先不問這匹駿馬是否足夠聰明，外出散步後是否能夠認得路回家，試問如果國內也有人放了一匹駿馬出去散步，結局會是什麼樣？

76

從網路上，可看出現代人討論最多的就像某位賴先生所言，什麼是人生的意義？人的一生該怎麼過？何謂幸福？應該活在當下等等。這些人看來都不是壞人，他們強調的，也不是壞事，而且個個還像是智者，是賢人、能人，很自信最懂人生、最知享福。他們不考慮做出對別人有害之事，但也不在乎一定要作對他人有益之事。在乎身外之事，不是他們的志願與喜好，他們在乎的，是自己要過得

好，過得如意，過得稱心。看清楚了，這樣的人，不也很自私嗎？

77

在美國紐澤西的朋友告知昨日（2024 年 9 月 14 日）住在美國東部紐約、紐澤西、華盛頓等地區的臺灣人在紐約市集會，為臺灣加入聯合國及能獲得自由發聲。我回：全球各地以紐約最接近 UN，臺灣人在那裡發聲，最能受到世人看到與注意，在臺灣的 2,300 萬人都為出席發聲的同胞感謝與致敬。人人各盡所能，我也願寫些有關臺灣社會的事項，讓世人——包括臺灣內外的人，能多認識與了解臺灣，也當為臺灣這個生我之地盡一點棉薄心力。

78

看過題為「田園交響曲究竟偉大在哪裡？」的短片，聽些有關這樂曲到底要表達什麼的討論，使我聯想到更廣闊的繪畫美術、文學、哲學、宗教、科學等到底都是要表示什麼？其中有些讓我們一看一想就知道是為改善人類的生活，提升人類思想心靈的境界。但若再進一步觀看各種學問的流派，就越不知為什麼還要再這樣細分了。難道真如另一撰寫題為「××家的無聊人生」？確實任何學問的深究，表面看起來都有些無聊，但也都因這種無聊的舉動，繼續精研深究，使

各種學問不斷精進、深上加深、高明之上再更高明，這也是人類知識與文明進化的動力與來源了。人類社會上的職業分工繁多細密，研讀的學問也複雜精細，從較具體的形而下到抽象的形而上學問應有盡有，對於一些高度抽象的形而上之學問，若非行裡的人，外行人都會有丈二金剛，摸不著頭腦之感，也只能表示致敬之意與搖頭嘆息不解了。

79

　　重讀楊懋春老師的舊本《勉齋文集》，看到第二部分文化學的四篇文章中有一篇論「傳統的意義與特性——讀殷海光先生幾篇論文後」，我特別加以注意，讀後也做些簡單記述，一來備忘，二來因為殷先生名氣太大，是自由主義的代表人物之一，他的文字曾被當權者不悅，因而停止他在臺大的教職，政黨輪替後他的故居保存，成為歷史古蹟，供給後人自由參觀瞻仰。我也樂於將讀後的記述轉傳給諸位系友及要好朋友們，共同切磋。

　　楊教授這篇文章的論點起於殷先生發表「傳統的價值」一文，討論到三要點：一、反對舊文化；二、反對共產黨把一切舊文化舊禮教舊制度都要一起打倒或廢除；三、一個社會或國家的文化應當有新舊代謝的現象。全文重點在駁斥那些對中國傳統文化有感情和信心，不忍遽然捨棄的人。駁斥的主要理由是中國傳統文化沒有科學、沒有民主，與沒有可建立現代社會的技術和知識。楊老師的討論也就著重對這三點駁斥商榷。首先他從解釋傳統的意義與特性開始，引經據

典，廣徵博引說明傳統具有六個特性：一、傳統來自大多數人的生活經驗；二、傳統逐漸形成的，也必然逐漸消失；三、傳統是生活的保險；四、傳統時有修改；五、傳統是不明確的；六、傳統與人有父母子女的關係與情感。楊老師從廣泛範圍說明傳統的意義與特性，目的是用為討論殷先生駁斥傳統的基礎。接下他進入論述傳統主義無可厚非，理由正因傳統具有上列六項意義與特性。接下針對殷先生不喜歡中國傳統是因為找不到科學與民主，楊老師乃進一步根據科學與民主的定義與性質，一一從中國的傳統文化內涵中找出具有科學與民主的事實，雖然有些方面確實較為微弱，如在自然科學方面，在一些作威作福的地方官吏身上，但在更多方面都可找到科學與民主的種子。內容列舉很詳實仔細，在此就不多言了。這樣論述的文風敦厚溫文也儒雅，扎實持平也客觀，不像辯論者雙方與政論名嘴一般常是氣呼呼臉紅脖子粗，也就更能讓人信服，可供我們後學者議論或評述他人文章的範例。

80

回應友人對時局的憂煩：「打敗邪教魔鬼、粉碎天真幼稚小草、建立臺灣穩固的精神堡壘，是三項深層的工作」，如您所說，互有關聯，這次柯P事件，即使查不到金流證據，民眾也知道是魔高一丈而已，不是非魔之因。所以柯魔已經垮臺，這事應可不必擔心。但垮了一個魔鬼邪教，並不代表所有世上的魔鬼邪教都會消失，必須要所有民眾，尤其是小

草們，都能認清這些魔鬼邪教是同質同類，但有一定難度，所以要挽救小草的歪曲心理很重要，也是很費神的事。政治必須要清明，政治人物必須能出現讓人有感覺的明君，但是很難出現，李登輝已很接近，賴清德也會很接近才對，他是有這心思，個人條件也還令人信得過，擔心的是政治圈隱藏太多的詭譎無奈，當權者必須要能看清來龍去脈，並有智慧與勇氣該怎麼做就怎麼做。這次辦了鄭文燦是個好開頭與範例，多少已起作用，也給人不一樣的觀感，這是以前幾歷任民選總統都較欠缺的。當然政治觀感與社會風氣不能僅靠最高領導者一人之力，而是人人有責，尤其是從政者的職責更大。臺灣可貴可敬的精神與價值要從政治中尋找反而較難，社會各界都有珍藏，儘管只是小人物，其可貴行徑若能給予適當的宣導與詮釋，都可能起影響作用，這就要靠媒體人及搖筆桿文人的努力。要使小草們能覺悟與回頭，就像要喚回紅衛兵悔過一樣，不容易，我不知紅衛兵們後來下場有無改邪歸正，但有些較有反省力的也不是都沒改變。對於小草們如何從歧途中導回正途，是所有大人們的職責，需要大家多費一點心來身教示範，會比說教有效。建立臺灣精神保壘是一項深遠的文化建設工作，要多方面的努力，各方面都不可小看自己的角色與本分，萬丈高樓平地起，這是長遠紮根的事業，先前可貴的歷史史跡是今人的好資產，今人所做所為也會是後人的好榜樣，但做不好就成累贅。今人要能覺醒為後人奠基立標的重要，有先人可驕傲的遺產，後人才會有榮譽感，也才不敢胡亂作為與破壞。但願當世人都能看清楚，想明白。

81

朋友看到社會問題重重，需要改革的方面很多，相勸也鼓勵我與同好及門生等修讀社會學的人組成一個社會改革團體，從事實質的社會改革工作。我覺得有點見笑了，人間高手如雲，個人不過是滄海一粟，社會改革工作者也不怕沒人，大家還是會搶著做，更多人是透過政治，來改革社會，較有實權與實力。沒走政治路線者，最多只能建言，這也要使別人能信服，就要自己先能言之有物，還得叫人能聽得入耳，確實也不易拿捏。寫得輕微，根本軟弱無力，寫得太重偏激，則會得罪人，也會嚇走人。懷念以前寫作經驗老到的楊懋春老師還在時，有時我們寫成有關社會評論的稿子先請他過目，如果他說別人看了印象會覺得可以，那稿子投出去，回應就不會太差。其實各雜誌、報社、出版社等的主編都不是省油的燈，眼力看不過去的，就會被退回。一些較保守，或不很留情面者，也會考驗人，甚至給人挫折的。

82

由照片引發遐想：早上友人寄來一張自行拍攝的照片，我說水池中的水像死水，但池邊的綠樹及樹上的小花則生氣盎然。友人回以池水缺氧，有水就有生命，值得尊敬，但由農民變成養豬者並不這麼想，問我從農村分析研究對此有何看法。我也首先深感水是生命的泉源，水的可貴與神聖就在於養活生命。鄉村中賴水維生的生物極為多樣化，除了人類

本身，飼養的家禽家畜，種植的農作物，甚至牛羊雞鴨吃的野草及其他野生小動物，都要靠水才能活命。這種活水一半靠天降甘霖，也賴人類與生物善加利用與維護。但需用水的人類與生物也常會無力與無心，未能善加利用與維護好水，對天生惡水又未能加以駕馭，也常把好水弄成惡水，都將延禍自己，前者如無力控制豪雨洪水，後者如污染水源。萬物當中人類又是這些禍害的罪魁禍首，天設地造的水患雖係人力難為，但若因氣候變遷而起，人類也難辭其咎。至於地上水污染的造成無非以工農業污染最為嚴重。承受災害最多者，往往是水流下游的鄉村地區，居民最多是農民與漁民。其中部分如您所說換了職業就換了腦袋的原來鄉民自己造成，當原來種田養魚的農民改成養豬或經營小工廠的，換了職業就換了腦袋，在怨天尤人之時，需先責怪自己。至於自始就是工業起家的，少知工場污水傷害農漁民，更應閉門思過，拾回良心，自請受罰了。

83

當過著無關緊要的日子，心中沒有特別重要之日，看到大家互祝佳節愉快，才醒知今天原來是教師節。不知外國有無這一節日？我們是取用歷史上最偉大的教師孔子的生日。孔子的重要教育哲學理念主要都保存在《論語》中，今日大家慶祝教師節的人多半都要感遺憾與慚愧，對於《論語》真有詳細了解者也許並不普遍。在此列舉孔子教育哲學理念的重點綱要與大家共同勉勵：1.有教無類；2.因材施教；3.學思

結合；4.德智並重；5.知行合一；6.終身學習；7.教學相長；8.和而不同。我到過山東曲埠參觀孔家宅院一次，當時心中存有一個疑問，在兩千多年前，這個地方怎能出現這位偉大教育家？我是看到了附近沃土一片，自然環境適合農業生產，應可使他及學生門徒們吃飯無慮，可以專心治學求學。但能誕生一位傑出的良才，也不一定是有沃土良田的因素，看看三國時代的孔明，居住在南陽茅廬，四周是長滿竹林的山區，也可見，造就一個了不起的人才，自然環境因素並不一定是絕對重要的，也許內心的志向才是更關鍵。在教師節令我覺得不錯的一種慶祝方式是，再讀過去老師的著作，於是我今早起來拿起手邊未讀完的《勉齋文集》，翻閱其中兩篇，先讀「資本主義」再評價，再閱讀「新英倫消夏記」，前文被編放在學術思想部的經濟學，全文共 6 頁，後文編列在旅遊觀感部，共 5 頁。讀了前文之後對於資本主義的真義與長處有了更清晰的了解。讀了後文則可回憶以前他在美國進修時所在新英蘭地區海邊的優美風景，也記起那個暑假楊老師從密西根他大兒子住處搭乘灰狗車到我就讀布朗大學看我，學校在美國最東邊濱海的羅德島普羅倫斯城（Providence, Rhode Island），他來時我們遊覽當地一處湖邊公園並參觀布朗校園，第二天午後我開一部破車送他到波士頓找一位農推系的系友。楊老師的「消夏記」是他應朋友邀請，自己開車載著楊師母從康乃狄克州哈德福城住處出發，到美國東北邊緬因州及新罕布夏州兩處湖邊渡假的記事。他的渡假記述了美國湖邊景色的優美，居民維護環境衛生的規矩，友人待客之道，渡假勝地遊客的百態，以及當地熱心公益人士的事跡，

文字寫得精采有趣，挖苦之處也優雅而脫俗，觀察人物與事理深入細微，讓人讀之趣味無窮，心得滿滿。更讓人敬佩的是，他在旅遊渡假中，不忘記動腦觀察事物與思索問題。在文後都註明寫於海外寄廬，可能是他在渡假時的夜晚就動筆寫下白天所見所聞與所思，最慢也是假期結束回到家中就寫下來的。寄廬之意也表示並非久居之處，隨時都會回國定居貢獻服務的。

國家圖書館出版品預行編目(CIP)資料

網傳加批：2022至2024年臺灣社會景象對話錄/
蔡宏進著. -- 初版. -- 新竹縣竹北市：方集出
版社股份有限公司, 2025.04
　面　；　公分

ISBN 978-986-471-553-4 (平裝)

1.CST: 言論集　2.CST: 對話　3.CST: 臺灣社會

078　　　　　　　　　　　　　　　114004026

網傳加批：
2022至2024年臺灣社會景象對話錄

蔡宏進　著

發 行 人：賴洋助
出 版 者：方集出版社股份有限公司
聯絡地址：100 臺北市中正區重慶南路二段 51 號 5 樓
公司地址：新竹縣竹北市台元一街 8 號 5 樓之 7
電　　話：(02) 2351-1607　　　傳　　真：(02) 2351-1549
網　　址：https://fungiipub.eculture.com.tw/
E-mail：service@eculture.com.tw
主　　編：李欣芳
責任編輯：陳亭瑜
行銷業務：林宜葶
出版年月：2025 年 04 月 初版
定　　價：新臺幣 400 元

ISBN：978-986-471-553-4 (平裝)

總經銷：聯合發行股份有限公司
地　址：231 新北市新店區寶橋路 235 巷 6 弄 6 號 4F
電　話：(02)2917-8022　　　傳　真：(02)2915-6275

版權聲明：
　　本書版權為方集出版社股份有限公司(以下簡稱方集)出版、發行。相關著作權利(含紙本及電子版)，非經方集同意或授權，不得將本書部份、全部內容複印或轉製、或數位型態之轉載複製，及任何未經方集同意之利用模式，違反者將依法究責。

　　本書作內容引用他人之圖片、照片、多媒體檔或文字等，係由作者提供，方集已提醒告知，應依著作權法之規定向權利人取得授權。如有侵害情事，與方集無涉。

■本書如有缺頁或裝訂錯誤，請寄回退換；其餘售出者，恕不退貨■